がん再発を防ぐ「完全食」

済陽高穂

文春新書
721

がん再発を防ぐ「完全食」◎目次

はじめに　9

第一章　なぜ、日本ではがん死が増えつづけているのか　11
●欧米ではがん死亡率が減少している　12
●なぜ、アメリカではがんになる人や死亡率が減少したのか　16
●「がんを防ぐ理想的な食事」といわれた伝統的日本食　29
●βカロチンや食物繊維のがん予防効果は、なぜ証明しにくいのか　38

第二章　〈済陽式食事療法〉ができるまで　43
●私が医者になった理由　44
●「五年生存率五二%」の衝撃　46
●奇跡的にがんが消滅した患者さんたち　49
●転移性肝臓がんを食事療法で克服した医師　53
●元気で長寿な人に多い「玄米・菜食」　56

●玄米・菜食に受け継がれる日本人の智恵　58
●がんは慢性の代謝障害　61
●恩師の前立腺がんを治した食事療法　65
●治療とは、患者の自然治癒力を引き出すこと　70
コラム1　がんの自然治癒　73

第三章　こんな食事が、がんになりやすい体を作る　77
●がんを作る食事——四つの要因　78
●減塩で、胃がんは確実に減少する　81
●ピロリ菌と塩の相乗効果でがんを促進　84
●クエン酸回路が、ミネラルバランスの鍵　87
●老化を促し、あらゆる成人病の元になる活性酸素　90
●動物性タンパクが発がん率を高める　93
●動物性脂肪は、免疫力を低下させる　95
●血液ドロドロ・サラサラの分岐点　98

第四章　済陽式がんを治す食事・八つの原則　101
❶塩分制限・限りなく無塩に　105
❷動物性タンパク質と脂肪の制限　108
❸大量の野菜と果物の摂取　115
❹玄米や胚芽米、豆やイモ類を積極的にとる　124
❺乳酸菌と海藻、キノコ　130
❻ハチミツとレモン、ビール酵母　141
❼食用油はオリーブオイルやゴマ油を利用して　148
❽飲み水は自然水に　152
コラム2　医科栄養学の充実を　156
第五章　済陽式食事療法の進め方と効果　161
Ⅰ　済陽式食事療法の進め方

●いつから食事療法を始めるか　162
●どのくらいの期間、食事療法を続ければよいのか　166
●食材は無農薬が理想、でも食べすぎない　170

Ⅱ　済陽式食事療法の効果

●晩期がんの六一・五％が改善　173
●残り四割に効果がなかったのはなぜか　176
●快眠、快便、運動が免疫を上げるコツ　182

第六章　がん予防から現代医療との併用、再発防止まで　189
―食事療法活用術―

●がん予防のための食事療法　191
●がん患者ではない私の食生活　196
●現代医療と食事療法の両立　201
①手術　②放射線治療　③化学療法（抗がん剤）

● 入院中の食事療法 213
● 再発防止は、手術の直後から 216
コラム3 縄文食にみる食の原点 220

第七章 〔体験談〕がんを克服した人たちの記録 225

啐啄同時の医療を――あとがきにかえて 258

はじめに

本書は、『日本人だけなぜ、がんで命を落とす人が増え続けるのか』、『今あるガンが消えていく食事』につづく著書になります。

私は消化器専門の外科医ですが、手術や抗がん剤治療と並行して、十五年前から「がんの食事療法（栄養・代謝療法）」を行ってきました。

手術、抗がん剤、放射線治療の三大療法でがんの勢いを削ぐとともに、食事療法でがんになりやすくなっている体を改善し、患者さんが本来持っている免疫（自然治癒力）を高め、再発を防ぐ。いわば、体の内と外、両側からがんを叩く治療です。この食事療法は、再発あるいは再発の可能性のある進行がんの患者さんに、六割強の効果が認められています。

現代医学において、完治させることは難しいが末期とはいえない段階のがんを、私は「晩期がん」と呼んでいます。本書で紹介する食事療法は、晩期がんの患者さんであっても、食事がとれる限り、実践可能です。高齢でも問題ありません。

今回、とくに新書という場を得るにあたり、社会の第一線で働く人たちに、今こそがんに対する認識を新たにしてもらうチャンスだと考えました。

がんは、ひとりでになる病気ではありません。れっきとした「生活習慣病」です。日ごろの生活習慣で、六～七割まで予防することも可能です。

その大きな柱となるのが、食べ物です。

それでは、がんと食べ物の関係について、まず私がいまの食事療法にたどり着くまでの経緯からお話ししたいと思います。そうして私の食事療法に対する考え方を理解いただいた上で、具体的な実践方法へと話を進めていきましょう。

第一章

なぜ、日本ではがん死が増えつづけているのか

○欧米ではがん死亡率が減少している

現在、日本では二人に一人ががんに罹《かか》り、三人に一人ががんで命を失っています。この数字は、皆さんもよく耳にされていることと思います。

厚生労働省の人口動態統計によれば、二〇〇八年の年間死亡者数、一一四万二四六七人のうち、がん（統計上は「悪性新生物」で示される）で亡くなった人の数は、三四万二八四九人です。二位の「心疾患」が一八万一八二二人、三位の「脳血管疾患」が一二万六九四四人といいますから、これをふたつ足しても、がんに及ばない。全死亡者の約三割を「がん」による死が占めています。非常に大きな数字であることがわかります。

一九八一年、がんが脳血管疾患を抜いて日本人の死因のトップに立って以来、現在にいたるまで独走し、がんで亡くなる人の数は増える一方です。

二〇〇八年のがん死・三四万人という数は、一九八〇年当時の倍以上で、一九六〇年頃と比べれば、じつに三倍以上にあたります。しかもその数は、年間六〇〇〇～七〇〇〇人ずつ、増加しているのです。つまり日本では、三十年もの間、がんで死亡する人が増え続け、いまもその勢いはやむところがないのです。

がんが日本人に増えている原因について、「食生活や生活習慣が欧米化したせいだ」と言われますが、引き合いに出されているアメリカやイギリスなど欧米各国では、がんの死亡率（粗死亡率）がすでに減少傾向に入っているという事実をご存知でしょうか。

アメリカでは一九九二年を境に、それまで増え続けていたがんの死亡率が初めて減少に転じました。私自身、二〇〇一年に「アメリカでがん死が減少した」というレポートが出たのを目にした時、非常に驚いたことを覚えています。当時、といってもまだ十年足らずですが、消化器がんの治療をしている私のような外科医ですら、がんが減るということなど考えられなかったのです。

しかし、確かに欧米各国ではがんによる死亡率が減少に向かい、日本だけが、右肩あがりに急カーブを描いて死亡率が増えています（一六ページ

日本人の死因

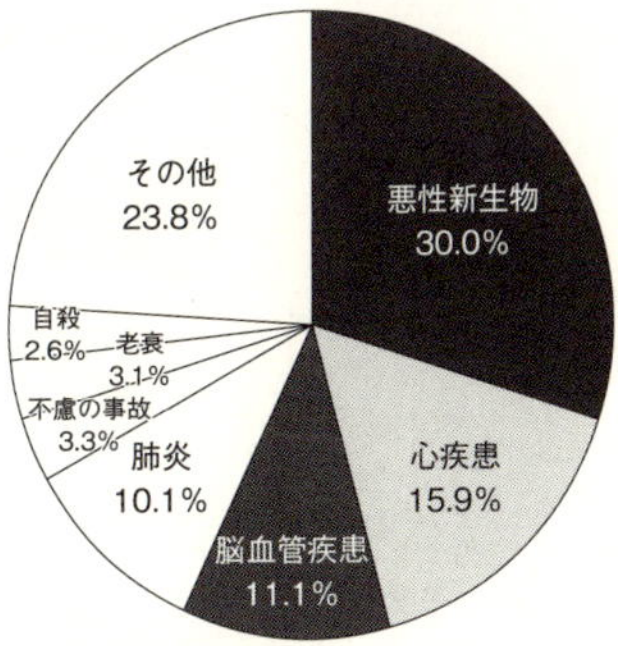

厚生労働省「平成20年人口動態統計」

死亡率の推移（昭和22年〜平成20年）

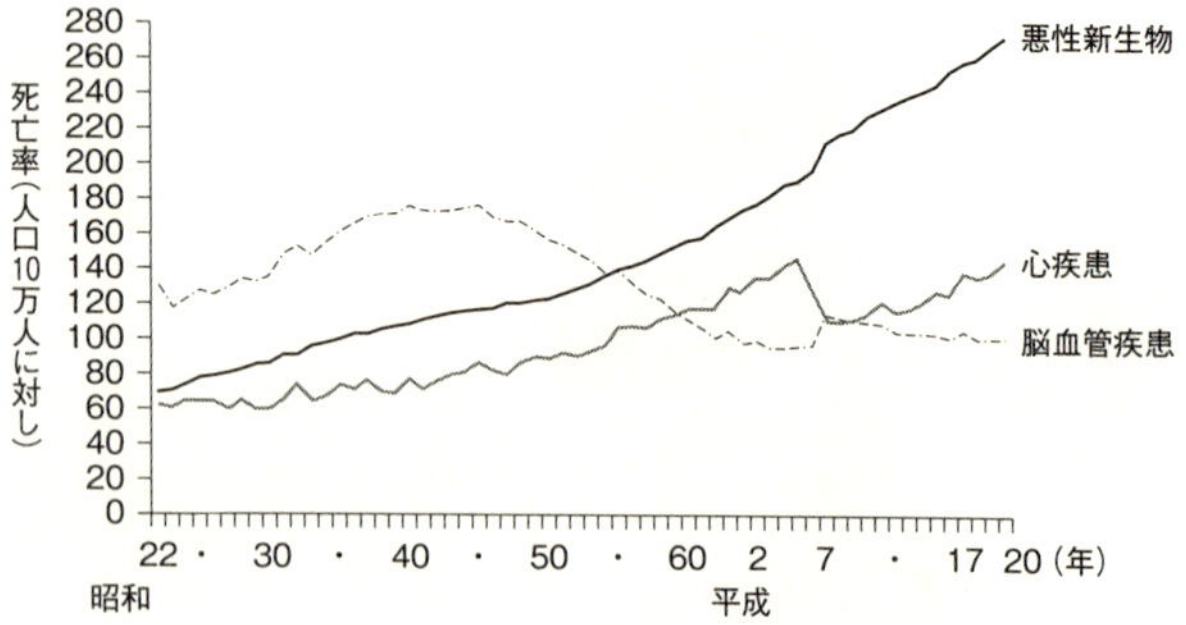

厚生労働省「平成20年人口動態統計」

のグラフ参照）。

なぜ、日本では「がん死」がこれほど増えつづけているのでしょうか。

その原因のひとつに、急速な人口の高齢化の影響があります。がんは、遺伝子の傷が積み重なって起こる病気ですから、歳をとるほど、がんになる人も多い。それで命を落とす人も増えてきます。人口に占める高齢者の割合が高くなれば、がんの死亡率も増えるのは当然です。

では、年齢の影響を取り除いたらどうなるか、これが問題になります。

年齢構成を一定に調整し、高齢化の影響をのぞいて計算したものに、「年齢調整死亡率」があります。しかしこれを見ても、欧米諸国のがん死亡率は、すでに一九八〇年代から九〇年代の初めにかけてピークを迎え、それ以降はっきりと減少に転じているのがわかります。

最近もアメリカ国立がん研究所（ＮＣＩ）が、一九九九年から二〇〇五年の間に、がんの罹患率《りかんりつ》は年間〇・八％（男性一・八％、女性〇・六％）ずつ減少していた、と発表したばかりです。がんによる死亡率も、年間一・一％ずつ減少したと報告されていましたが、四年たったいまでは、さらに減少幅が大きくなっています。つまりアメリカでは、いまや、がんになる人自体が減っているのです。

アメリカのがん罹患率・死亡率の推移
（人口10万対）

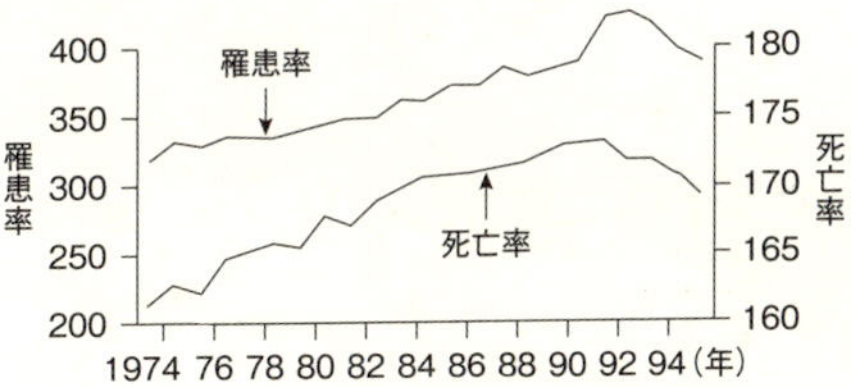

辻　一郎東北大学大学院教授資料より

これに対して、日本では年齢調整死亡率も、罹患率もほぼ横ばい。女性は微減状態ですが、男性は死亡率の上昇が長い間続き、九〇年代も後半になってようやく、減少傾向が見えてきたという段階です。イタリアやフランス、イギリスなど先行して死亡率が低下している国とは、まだだいぶ死亡率に差があります。

がんの部位でみると、胃がんや子宮がんによる死亡率は低下している一方、肺がんや大腸がん、前立腺がん、乳がんな

がん死亡率の国際比較（人口10万対）

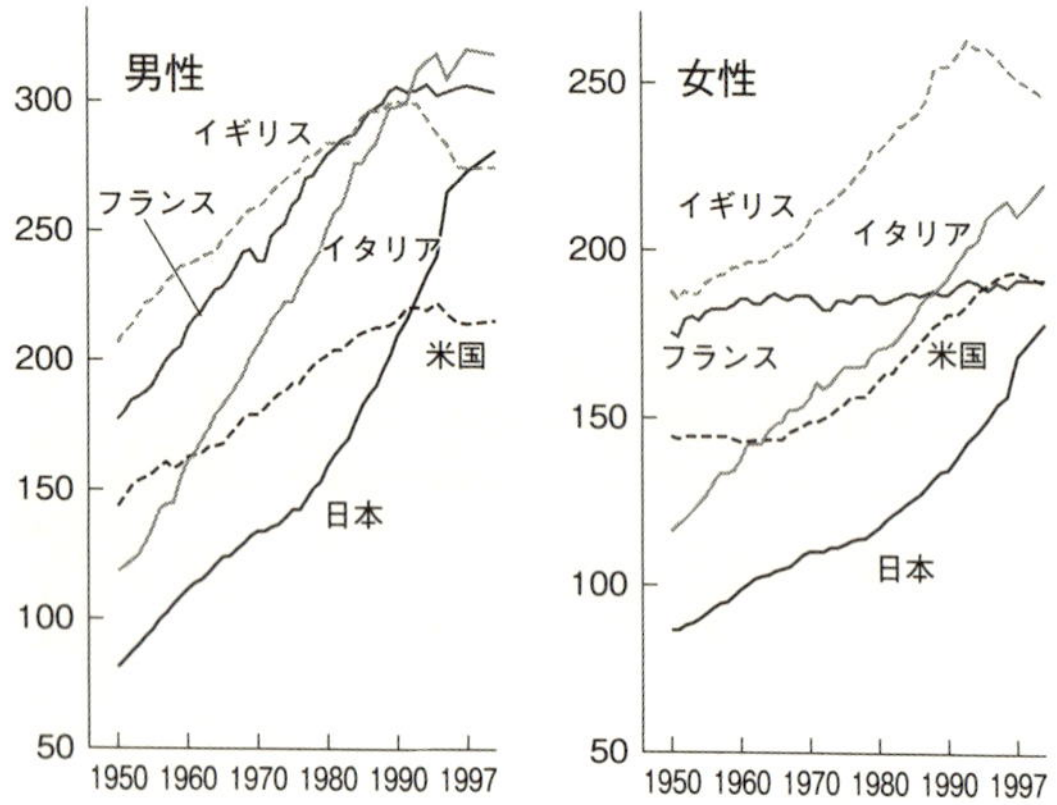

WHO調べ

どが、死亡率を押し上げている傾向にあります。

もともと、日本は先進諸国の中で、際立って「がんの少ない国」でした。海外の研究者から、「なぜ、日本では乳がんが少ないのか」、「大腸がんが少ないのか」と、学会で質問を受けるほどだったのです。

その日本で、いったい何が起きているのでしょうか。

○なぜ、アメリカではがんになる人や死亡率が減少したのか

日本は、かつて「胃がん大国」と言われていました。

男女ともに長い間、がん死のトップを占

めていましたが、今では、胃がんのかわりに、肺がんや大腸がん、乳がん、前立腺がんなど、いわゆる「欧米型」と呼ばれるがんが増えています。とくに日本人の男性では、近年「肺がん」の増加が著しく、平成五年に「胃がん」に取って代わっていますし、女性も平成十五年に「大腸がん」が「胃がん」を抜いて、死亡率の第一位を占めるにいたっています。

欧米型のがん、というのは、もともと欧米諸国に多くみられ、日本には少ないがんだったことからそう呼んでいるのですが、その本家本元である欧米では、すでにいずれのがんにおいても、死亡率が減少している。「がんで命を落とす人は減りつつある」という欧米の潮流から、日本は明らかに遅れをとっているといわざるを得ません。

これは、単に自然の流れというような現象ではなく、日本と欧米の国々との間に、がんに対する考え方・哲学の違い、さらにはそれを基礎とした国の施策や医療現場のがんへの取り組みの違いが、こうした結果につながっているのではないか。中でも一番大きな違いは、「がんに関する栄養教育・食事指導」だと、私は考えています。

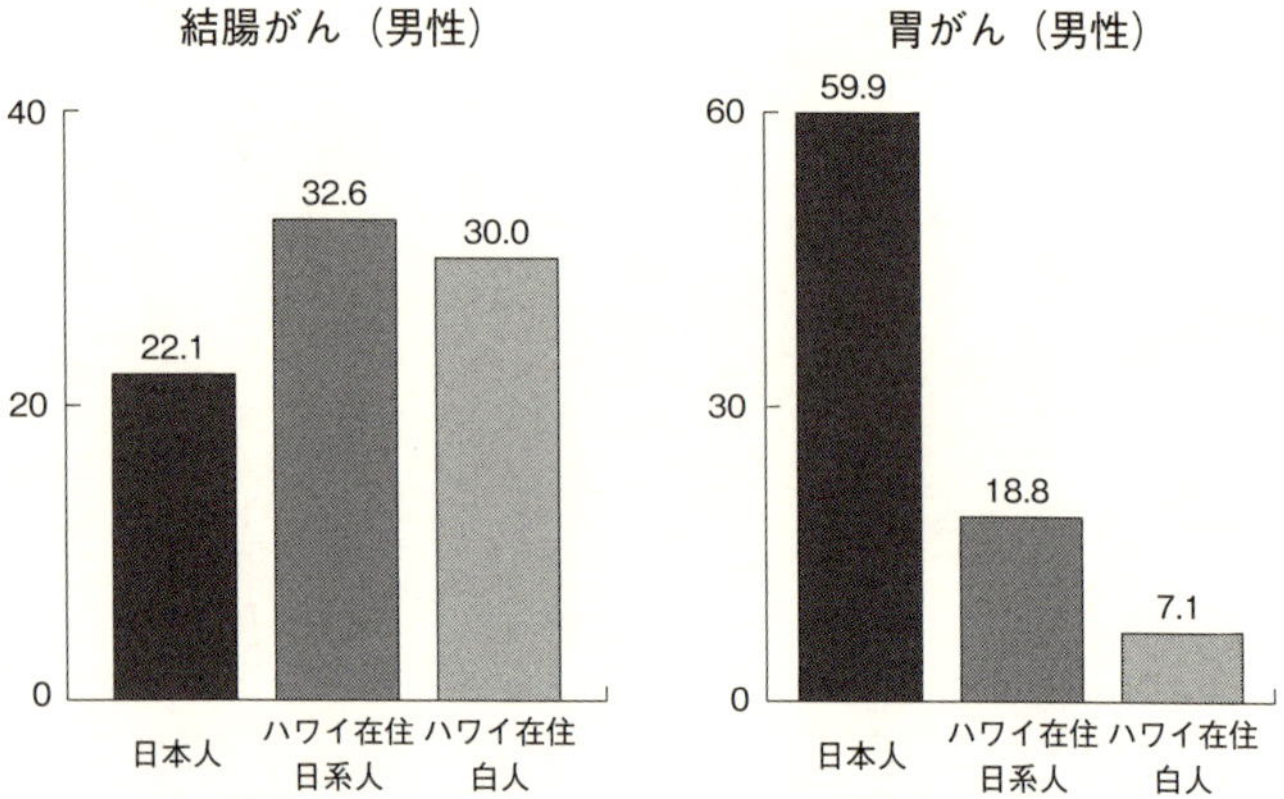

がん患者のための栄養指導

皆さん、「日本では、『食生活の欧米化』などに伴い、大腸がんや乳がんなど欧米型のがんが増えている」というフレーズを見たり、聞いたりしたことがおありだと思います。医師ならば誰しも、他国に移住した場合、移住先の国に多い部位のがんが、だんだん増えてくることを知っています。自国の食生活を移住先に持ち込む一世より二世、二世より三世のほうが現地の食生活により深く馴染むようになり、発症するがんの種類も現地の人と同じパターンになっていくのです。

ハワイに住む日系移民の間でも、世代を重ねるほど、従来日本人に多いとされる胃がんが減り、乳がんや大腸がんなど欧米型のがん

ハワイ在住日系人のがん罹患率
(1993–1997、世界人口10万人対)

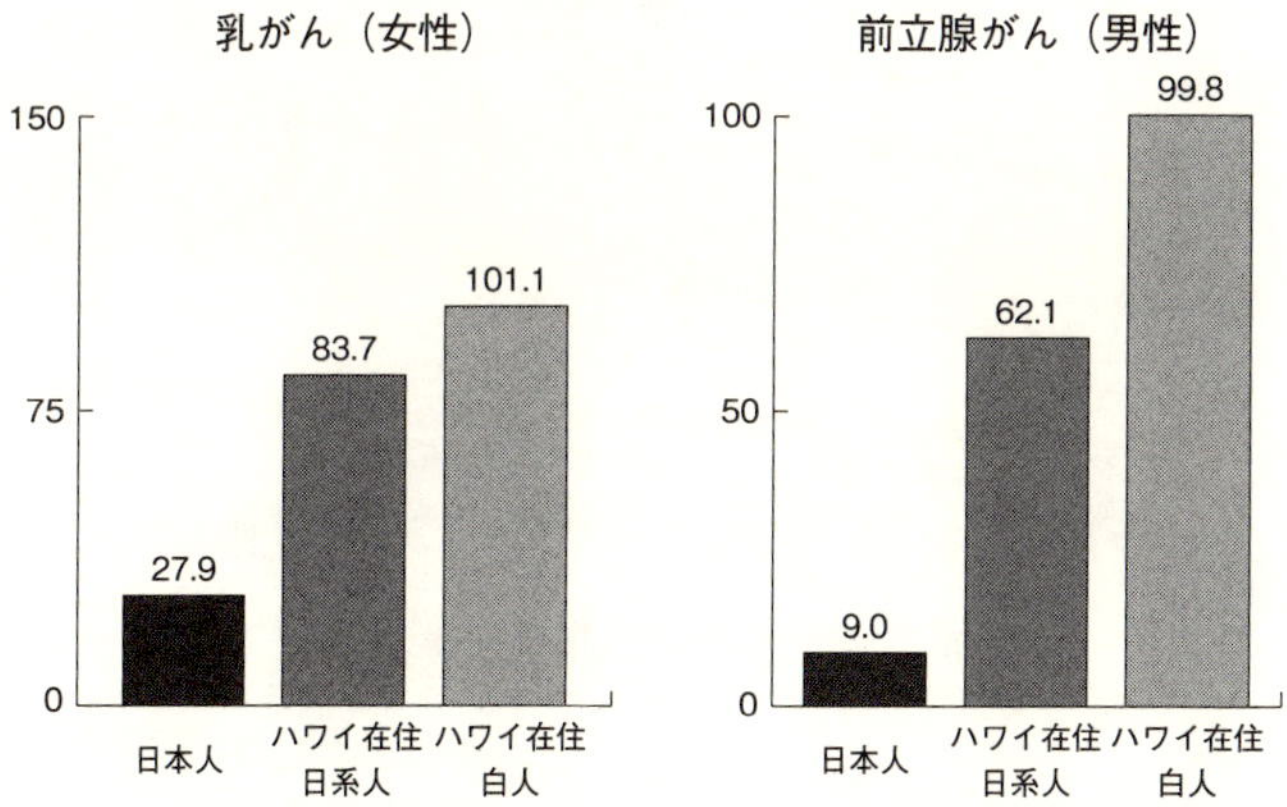

が増えることが報告されています。

つまり、「がん」と「食事」に強い因果関係があることは、誰もがわかっていることなのです。

にもかかわらず、日本でがんになったとして、専門家による食事指導を受けた患者さんがどれだけいるでしょうか？

ほとんどいないのではないかと思います。医師自身が栄養医学の専門教育を受けていないために、治療の現場で、患者さんに体系的な食事指導がなされていないというのが、日本の医療の現状なのです。きわめて遺憾なことです。

一方アメリカでは、がんの患者さんに対して、ごく当たり前のこととして栄養指導がお

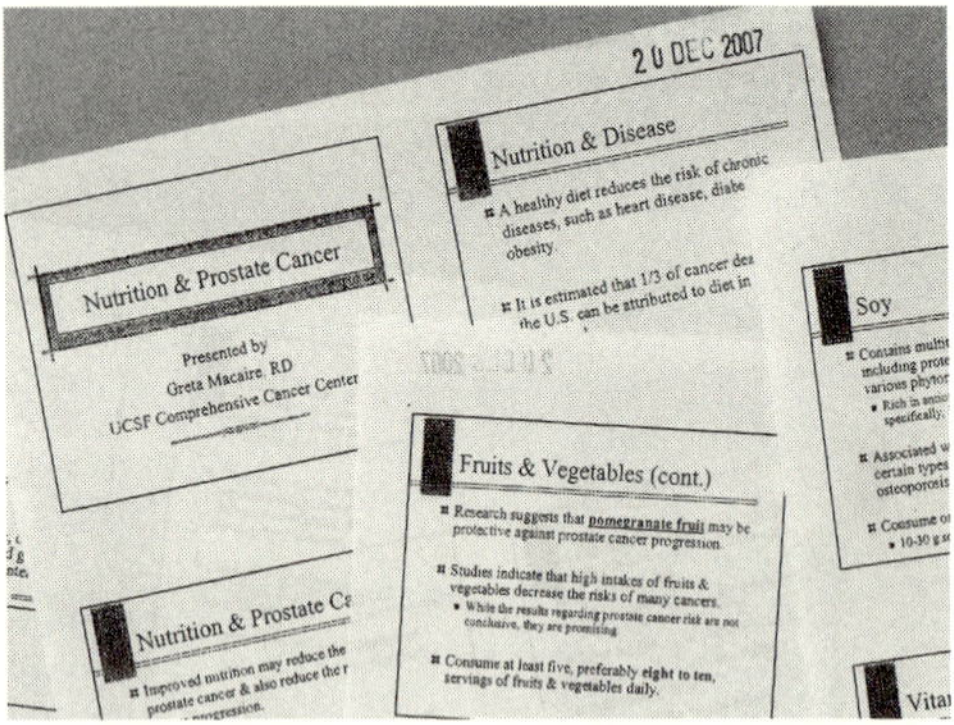

前立腺がんの食事指導テキスト
（カリフォルニア大学サンフランシスコ病院）

こなわれています。

私は二〇〇五年から毎年、カリフォルニア大学サンフランシスコ病院へ行き、アメリカの大学における医科栄養学（医学教育における栄養学）教育と、がん患者への食事指導を見学しています。たとえば、前立腺がんを対象にしたものでは、患者さんを二十人ほど集めて、栄養士がテキストを作り（写真参照）、指導していました。

「科学的根拠のある食生活をしなさい」と栄養士は言います。

どういう食品を、どのくらいの量とるか。奨励される食品（野菜・果物、繊維質のものなど）がなぜ、あなたの体にいいと考えられるのか。また、制限しなければならない食品（脂肪、糖分など）の種類とその理由など、実際にがんになった人を対象に、食事についての留意点とその具体的な方法を、栄養士が熱心に説明します。

テキストの内容は誰にでもわかるよう、コンパクトに、ポイントが箇条書きにされており、「もっとも汚染されている品目十二」という果物・野菜のリストもあります。知識を得たら、すぐにその日から、実践できるように作られています。非常に実用的です。

私が二十代の時、アメリカに留学した折の恩師も七年前、前立腺がんに罹りました。その後、食事療法を試み完治したのですが、前立腺がんや乳がんは、私の経験から言っても、とくに食事療法の効果があがるがんのひとつだと思います。

がん撲滅の国家的取り組み――米国「マクガバン・レポート」

一般に、ヘルシーな和食文化に対して、食生活の悪い見本のように言われがちなアメリカですが、食べ物とがんの相関関係には、かなり早い時期から注目していました。一九四〇年ごろにはすでに、動物実験でエサに含まれる脂肪の量が発がん率に影響することが、あいついで報告されています。

そして、がん・心筋梗塞・糖尿病のような生活習慣病と食べ物の因果関係を徹底的に調査し、その後のアメリカにおける食事療法の基礎となったのが、「マクガバン・レポート」(一九七七)です。このレポートをまとめた特別委員会の委員長を務めた、ジョージ・マクガバン上院議員の名前をとってこう呼ばれています。

一九七五年、フォード大統領は、「医学は進歩しているにもかかわらず、アメリカ国民に生活習慣病が増え続けているのはなぜか」というテーマを調査するために、マクガバンを委員長とする栄養問題特別委員会を設置しました。当時のアメリカの死因のトップは心臓病で、次ががんでしたが、その他にも糖尿病など生活習慣病が急増し、国民医療費の増大は国家財政を圧迫するほどだったといいます。

そこでマクガバンは、医療・栄養などの専門家三〇〇〇人を集めて、アメリカ国民の健康と食事について徹底的な調査と考察を行い、二年後、五〇〇〇ページという大部のレポートを議会に提出しました。

マクガバン上院議員は一九七二年、民主党から出馬し、ニクソンと大統領の座を争って惨敗した政治家ですが、それ以前から、ケネディ政権下で「平和のための食糧計画」局長を務めるなど、アメリカ国民の健康をライフワークにした人物でした。彼は、医療費の問題もさることながら、「国民の健康状態がどんどん悪化すれば、国が滅びるのではないか」

という、大きな危惧《きぐ》を抱いていたようです。間違った食事はやがて亡国に至る、というのですね。

その当時の、アメリカ人の食生活といえば、ハンバーガーやフライドチキンなどのファストフードが、ベトナム帰りの若者たちの間で大いにもてはやされていました。戦場では、第一次大戦で敗北を喫したドイツ軍が兵力強化を目的として考案した、高脂肪・高カロリーの「戦闘食」がきっかけとなり、米軍でも同じような食事が一般的になっていました。

いわば、ジャンクフードのルーツは「ナチの戦闘食」なのです。

すなわち一日四二〇〇キロカロリーの軍隊食です。これにビールや酒を加えれば、軽く一日五〇〇〇キロカロリーは超える。一般に、成人に必要な摂取カロリーは、一日一八〇〇から二二〇〇キロカロリー程度であることを考えると、尋常ならざる数字というよりほかありません。

戦場という特殊な環境下においては、強い軍隊をつくるため、兵士の体力を最大限に増強するために、肉と脂の高エネルギー食は効果的だったでしょう。しかし本国に帰還して通常生活に戻った後も、高カロリーの味の虜《とりこ》になってしまった若者たちは、その味が忘れられずに、動物性脂肪タップリのジャンクフードに飛びつくようになりました。

ジャンクフードは今では全世界を席捲《せっけん》している食べ物です。その結果、若者に肥満が増加し、心臓病やがんなど、さまざまな慢性疾患が発生していることは、皆さんご承知のとおりです。昨今、流行語になっている「メタボリック・シンドローム」の元凶も、さかのぼればこの戦闘食にあるのです。

ブロイラーチキンも、戦場で兵士に促成で肉を供給するために作り出された食品です。狭くて暗い、風通しの悪いケージの中で、魚粉をエサに飼育されるニワトリは、病気を防ぐため、時としてエサに抗生物質を混ぜて育てられます。このブロイラーチキンが、のちに人間にアレルギーを多発させる原因になっていくのです。「必要は発明の母」といいますが、戦時に発明されたこれらの食べ物が後世に残した悪しき置き土産は、人間が考える以上に大きいものでした。

このような時代の状況を打破するべく、国家的プロジェクトとしてまとめられた「マクガバン・レポート」の中で、マクガバンは、

「がんや心臓病など、さまざまな慢性病は、この肉食中心の誤った食生活を原因とした『食原病』であり、薬では治らない」

と断言をしています。そして、肉や乳製品など高カロリー・高脂肪の動物性食品をでき

るだけ減らし、精製していない穀物や野菜・果物を多くとる食生活へ改善することが急務であると提言したのです。

この「マクガバン・レポート」は以後、アメリカの食生活の基盤となっていきます。

食品によるがん予防——「デザイナー・フーズ計画」

マクガバン・レポートの後、一九八〇年から、「ヘルシーピープル運動」という健康政策が開始されました。これは十年ごとに目標を定め、それを達成するための手段を具体的な数値目標として表したものです。その中には、がんの死亡率の減少が目標として掲げられ、がんの一次予防として喫煙率の減少と栄養の改善、二次予防として早期発見・早期治療のための検診の普及があげられました。アメリカではがん以上に心臓病も問題になっているからです。

栄養に関しては、脂肪の摂取制限と高繊維食品（穀類や野菜など）の摂取量増加が目標にされています。この実現のため、アメリカでは政府だけでなく、民間企業や各種団体など国をあげてのキャンペーンや、制度の改革まで行われました。

いったん方針が決まれば、国全体が一斉にその方向へ向けて動くのがアメリカの強みです。こうした啓蒙運動を通して、国民の食事に対する意識も変革していきました。「自らの意志で、自分の健康を管理する」――禁煙やジョギングが盛んになり、肥満は自己管理能力が欠如している証拠だから、管理職にはなれない、そんなことが言われ始めたのもこの頃です。ヘルシーピープルの運動はその後も続けられ、現在「ヘルシーピープル2010」に引き継がれています。

さらに一九九〇年には、アメリカの国立がん研究所を中心に、「食品によるがん予防」を目指した「デザイナー・フーズ計画（Designer Foods Project）」が始まります。

がんの予防に効果があると言われる食品はたくさんありますが、きちんとその効果が科学的に検証されたものは多くはありません。そこで、こうしたがん予防の候補食品の成分や作用、体内での代謝などがくわしく調べられたのです。

このプロジェクトでは、とくに野菜や果物、香辛料などが有望ながん予防食品とみなされ、ニンニクや甘草《かんぞう》、ショウガ、かんきつ類、ニンジン、セロリなどセリ科やウリ科の野菜や果物、大豆やお茶などが研究されました。（次ページ図参照）日本でも、非常に注目を集めたプロジェクトでした。また、一九九七年にはアメリカがん研究財団などが、世界で報告された、食物・栄養とがんに関する四五〇〇あまりの研究論文を詳細に分析し、そ

デザイナーフーズ・ピラミッド
（がん予防に効果のある食品群）

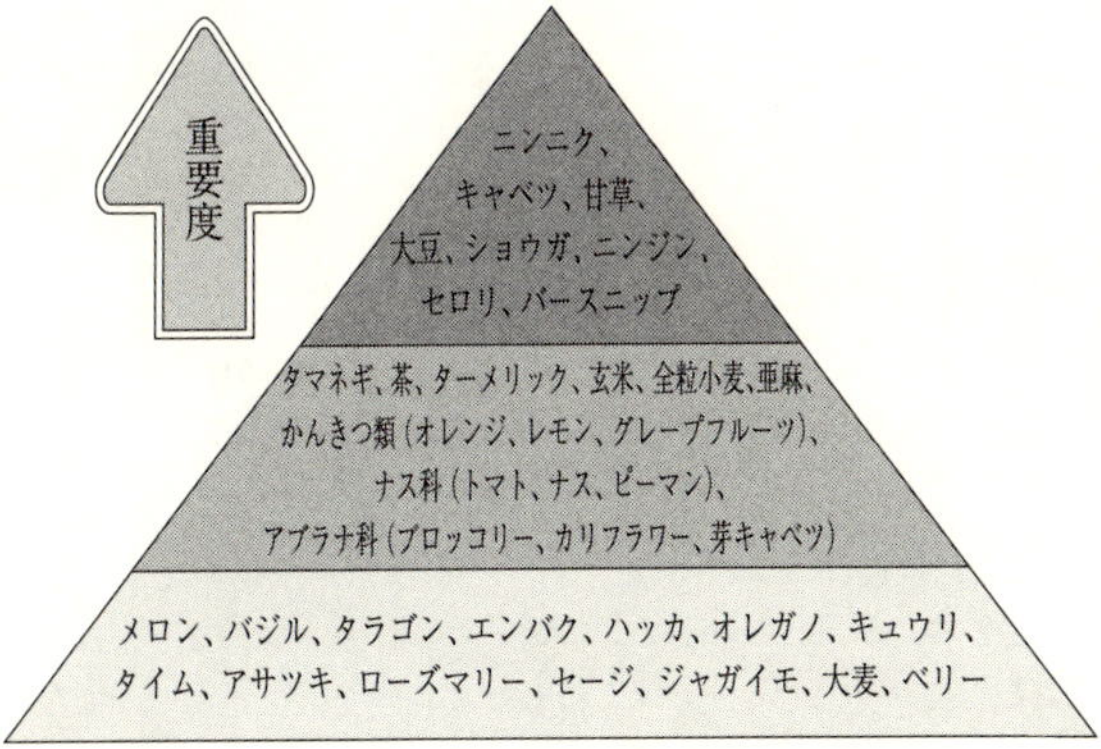

米国国立がん研究所（NCI）、1990

の結果を「がん予防十五か条」として世界に提言しています。

　低脂肪・高食物繊維の食事を定着させた「5 A DAY（ファイブ・ア・デイ）運動」も有名です。九一年にアメリカの国立がん研究所が、PBH（農産物健康増進基金）と始めたものですが、その名のとおり、「一日に五皿、野菜と果物を食べましょう」とがん研究所のデータを元に、スーパーマーケットなど小売店に至るまで、まさに官と民が一体となって、全米で啓蒙運動を展開しました。

　アメリカは多民族国家ですから、ひとりひとりの食生活の文化的背景も違えば、英語を解しない移民もたくさんいます。そういう人たちでも一目でわかるよう、たとえば四等分に色分けした円盤（コンパス）を手渡し、この四分の一が穀類、この四分の一が野菜と果物、次の四分の一が海藻、キノコ、ハチミツなど、そして残りの四分の一が乳製品や肉、魚、というように、グラフィックで見せて、健康的な食事の知識を浸透させていくような工夫を惜しみません。こういう点は、日本も見習うべきだと思います。

国民の健康は国の根幹となる

ただし、がんの死亡率が減少した背景には、もちろん医療技術の進歩やがん検診制度の普及など、さまざまな要因が絡んでいますから、一概に決め付けることはできません。

しかし、ニクソン大統領が一九七一年に「がん対策法」を策定した際、アポロ計画など宇宙事業につぐ国家的事業として、がんに対する取り組みを挙げました。ところが、がん死亡率の半減を目指し、莫大な国家資金を投入しながらも、死亡率上昇に歯止めをかけられなかった。しかしそこであきらめず、この失敗や「マクガバン・レポート」の報告を生かして戦略を練り直し、こんどは「食生活の改善」に向けて始動する――そこには、「国民の健康こそ国家の基礎を成すものだ」という考え方が、揺るぎなくあるのです。月面着陸もがん撲滅も、未知への挑戦という意味においては同じことなのです。

一方、日本で「がん対策基本法」が成立したのは、平成十八年のことです。この三十五年の差がいま、がん死亡率の違いとなって出ているのではないでしょうか。

ドール卿によるがんの原因分析

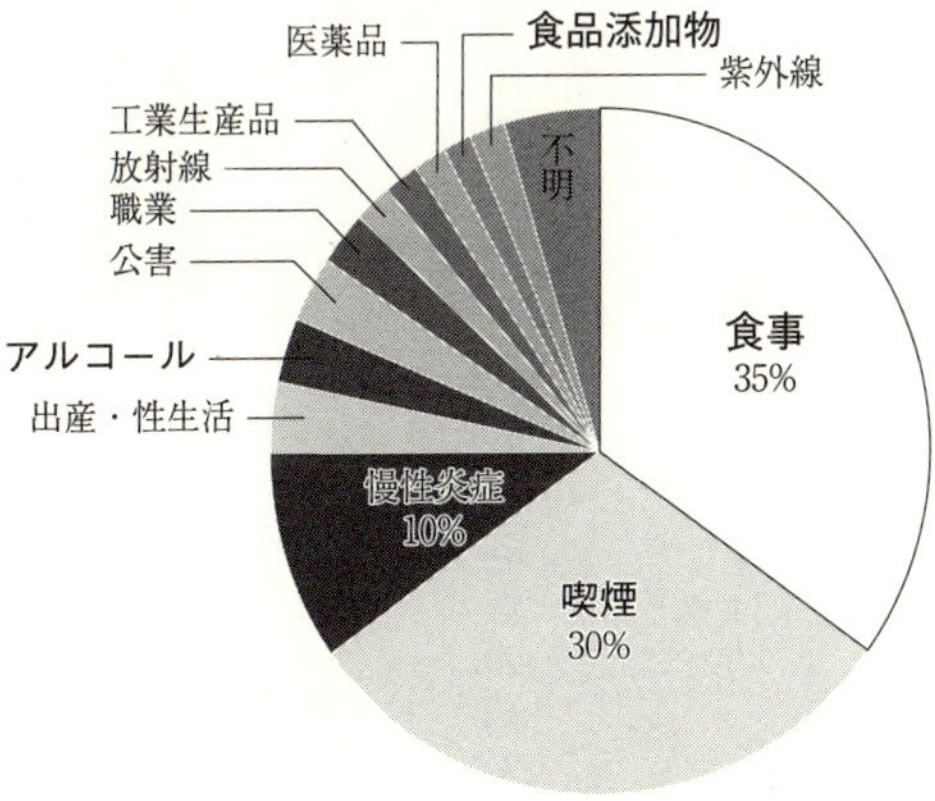

NCI, Sir R. Doll, 1981

一九七〇年代からアメリカで起こった食事療法のキャンペーンは、欧米各国にも波及していきましたが、がんを防ぐための、国をあげての食生活の改善・がん予防食品の研究が実を結んだからこそ、九二年を境に、アメリカのがん死亡率は減少をみたと言えます。

○「がんを防ぐ理想的な食事」といわれた伝統的日本食

食べ物とがんに関する研究の中で、おそらく世界でもっとも有名なのが、イギリス人のドール博士が報告した疫学データでしょう。疫学というのは、簡単にいえば、「統計的に、どんな人がどんな病気になりやすいか」とか、「統計的にみて、病気の発症や予防とどんな要素が関連が深いか」といったことを調べる学問です。

たとえば、がんになった人とならない人の食生活を調べていくと、ヨーグルトを沢山食べる人はがんになりにくい、とか、野菜をほとんど食べない人はがんになりやすい、といったデータが出てきます。

ドール博士は、この疫学調査の結果、「アメリカ人のがんの原因の三五％は食事、三〇％は喫煙にある」と報告しました（前ページのグラフ参照）。

一九八一年にこのデータが発表された時は、あまり注目されることもなかったのですが、のちにこの調査を元に、「がんは防ぐことが可能である」「がんは生活習慣病である」と考えられるようになりました。いまでは「がんは禁煙で三分の一、食事で三分の一は防ぐことができる」、つまり、がんの六〜七割は予防可能というのが、がん予防のいわば常識となっていますが、ドール博士の研究がその原点になっているのです。

ちなみにドール博士は、がんの種別ごとの予防効果も示しています。これによると、食事の改善により、乳がんと膵臓《すいぞう》がんは五〇％、胃がんは三五％、肺がんでも二〇％、いま日本でも急増している大腸がんならば、九〇％まで防ぐことができると言っています。いかに栄養とがんとが関係が深いものか、わかるでしょう。

日本癌学会会長をつとめられた黒木登志夫先生（現・岐阜大学学長）は、五十六歳のとき早期の直腸がんを発見し、内視鏡で摘出しておられますが、著書『健康・老化・寿命』（中公新書、二〇〇七）に生活習慣病について、次のように書かれています。

「抗生物質が発見され、結核が必ずしも死に至る病気でなくなった二〇世紀後半、そのときを待ちかまえていたように台頭してきたのが、がん、循環器疾患、脳卒中である。ペストやコレラと違って、これらの病気の背景には、個人個人の生活が存在している。毎日の何気ない生活習慣が積み重なって、がんになり、心臓病になり、脳卒中で倒れる。（中略）

生活習慣が病気の原因とすると、病気は一人一人の努力で予防できることになる。どのような生活習慣が病気を生み出し、どのような生活習慣が病気を予防するのか。それが分かれば、病気を減らすことができるはずである」（二五五ページより）

近頃では、メタボリック・シンドロームも社会問題化していますが、生活習慣病は二十一世紀を生きるわれわれが克服すべき難病なのです。

元禄以前が理想的？

ここまで「がんと食事」に関するアメリカの歴史的歩みを見てきましたが、ひるがえって、日本の現状はどうかと考えると、まことに淋しい限りです。

かつて、日本の伝統的な食事は、がんを防ぐ理想的な食事に最も近いと言われました。たとえば、前述の「マクガバン・レポート」で理想的と称揚されているのが、「元禄時代以前の日本の食事」です。魚を少し食べるぐらいで肉は食べず、大根おろしや煮物など野菜が中心の食生活。なぜ、江戸時代の中でも、「元禄以前」に特定するのかというと、元禄時代に米の精製技術が進歩して以後、白米が普及していったからだというのです。精製しない米のほうがより望ましいというのですね。アメリカがそこまで徹底してよその国の食物史を調べあげることも驚異ですが、三十年も前から玄米や雑穀、野菜を中心とした日本の伝統的食生活が、がん予防食として高く評価されていたことがわかります。

また、ニューヨーク州にあるコーネル大学のコリン・キャンベル教授は、三十年以上にわたって国立衛生研究所（ＮＩＨ）で発がん因子の研究を行ってきた人ですが、彼が理想的な食事にあげたのも和食でした。

アフラトキシンＢはカビの一種で、ＷＨＯでも第一級の発がん因子として認められた強力な毒物です。日本でも以前、輸入されたナッツにこのカビが付着していて問題になったこともあったのを、覚えていらっしゃる方もあるでしょう。キャンベル博士は、このアフラトキシンBをエサに加えて肝臓での発がん性をみる、という動物実験を行っています。

そして、エサに動物性タンパク質を加えるとその量によって、肝臓での発がん性が高まることを発見しました。エサにタンパクを二〇%混ぜると、五%混ぜた時に比べてアフラトキシンBによる肝臓がんの発生率は三倍も高くなるのです。つまり、エサに含まれたタンパクがアフラトキシンBによる発がん性を促進したと考えられます。

こうした研究から、キャンベル博士は「アニマル・プロテイン」、牛や豚や羊など四足歩行の動物のタンパクががんの原因になると主張しました。

しかし、アメリカはご存知のように牛肉の大量消費国であるのみならず、牛肉の輸出大国でもあります。そのため長いこと、キャンベル博士の主張はアメリカ政府から無視されてきました。この事実をマスメディアなどが取り上げるようになったのは、ここ五、六年のことで、彼の研究や調査結果にもとづいた主張は、『The China Study』(T. Colin, Ph.D. Campbell, Benbella Books, 2006) という本にまとめられています。

肉食を避けてきた日本人

この本には、戦後の供給食糧の中にタンパクや脂肪が添加されたために、アジアの発展途上国で子供のがんが増加した例など、発がん性に関する貴重なデータもおさめられています。そして、博士ががんを始め、生活習慣病予防に勧めているのが、中華料理と和食、そして地中海沿岸の食事です。

地中海の食事は魚介類が中心だからわかるけれど、なぜ脂っこい中華がいいのか？　そう思われるかもしれません。その理由としてキャンベル博士は、中華料理に使われる油がごま油など植物性であること、摂取カロリーのうちアニマル・プロテイン（四足歩行動物の肉や脂肪。鳥や魚はこれには入らない）の占める割合が、アメリカの食事のわずか十分の一と極端に少ない点を評価しています。

歴史をふり返ってみても、われわれ日本人は、肉食をよしとしない食文化を保持してきました。天武天皇は六七五年、牛、馬、犬、鶏、猿の食用を禁じ、仏教に深く帰依した聖武天皇も七四五年に「禁食令」を発布し、一切の殺生と肉食禁制を期限付きで命じました。

当時の状況を考えると、これらは必ずしも健康の面から肉食を禁じたものとは言えないでしょうが、奈良の昔から、日本人の思考の中に肉食を避ける気持ちが形作られ、そのお

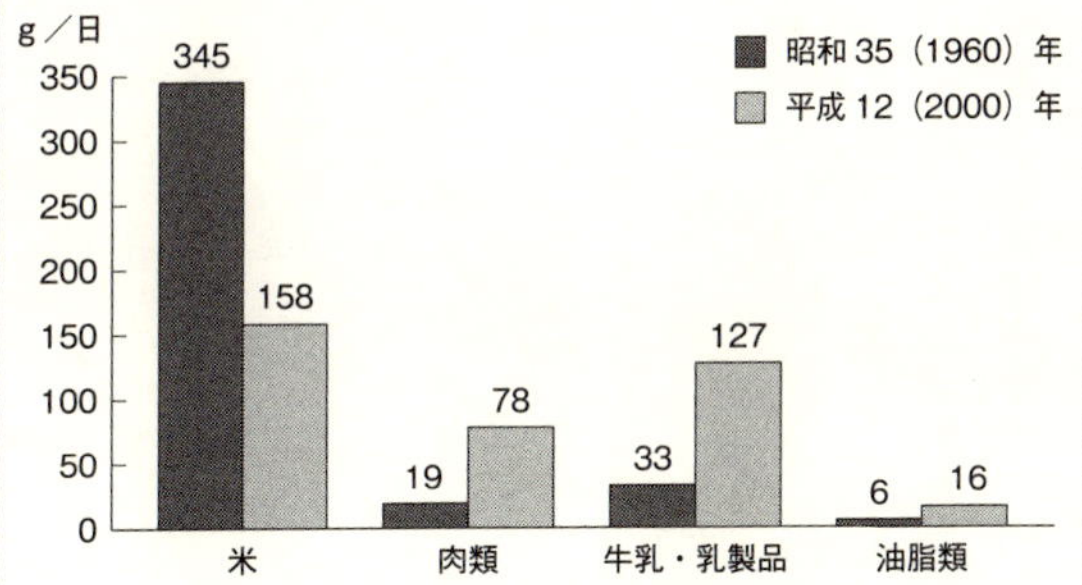

日本人の食生活の変化

厚生労働省 資料による

かげで千二百年もの間、日本人の健康が守られてきたともいえます。肉食をしないことは、日本の食文化の強みでもあったのです。

しかし、明治の文明開化以降、日本にも肉を食べる習慣が入ってきて、さらに昭和の敗戦後は、欧米人とわれわれ日本人との体格を比べての劣等感から、魚と野菜を中心とした食事が、肉中心の食事に比べてあたかも貧しいかのような印象をもつようになりました。

沖縄県は健康長寿で有名ですが、都道府県別で一位だった沖縄県の男性の平均寿命が、二〇〇〇年に全国平均以下の二十六位へと急落し、「26ショック」と呼ばれました。二〇〇七年には男女とも、平均寿命の伸びが全国平均を下回っています。

原因は、米軍に占領されてからの食生活の変化にあります。長年培《つち》かわれてきた沖縄の伝統食でなく、フ

野菜消費量の日米比較（1人1年あたり）

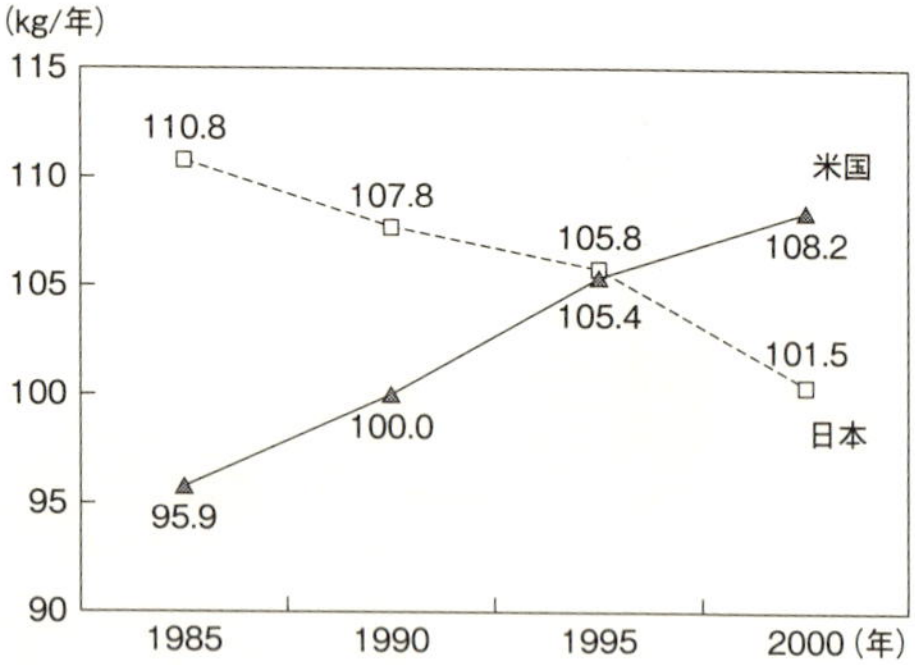

農林水産省「食料需給表」、FAO「Food Balance Sheet」（供給粗食料ベースの比較）による

ァストフード、ステーキといった食生活の欧米化が肥満を急増させ、心臓病や肝疾患、生活習慣病が増えました。これに伴い医療費も増大し、沖縄はあらためて伝統食を見直し、栄養・健康指導を行うなど、県をあげて健康再建に取り組んでいます。

沖縄に限らず、「飽食の時代」といわれて数十年たったいま、日本の食生活はジャンクフードが日常化し、食卓にはレトルト食品やブロイラーの肉、養殖の魚、添加物や農薬にまみれた野菜が並ぶようになりました。使われた材料もよくわからないような弁当の類が、子供から高齢者にまで、単に「便利だから」という理由から、口に運ばれている毎日です。

日本人の食卓は、かつての世界で「健康食」といわれた時代から、短期間に激変してしまいました。

厚生労働省の調査をみても、その変化は目を覆うばかりです。一九六〇年から二〇〇〇年のわずか四十年の間に、米や野菜の摂取量は半分以下に減少、逆に肉類や牛乳、乳製品は四倍、油も二倍以上に増えています（三五ページグラフ参照）。日本の農林水産省とFAO（国際連合食糧農業機関）が示した国民一人当たりの野菜の消費量は、なんと日本とアメリカが一九九五年に逆転し、アメリカ人のほうが野菜の摂取量が多いという結果が出ています（前ページグラフ参照）。

がんの予防食品とされる「食物繊維」も、戦後まもなくは、一日二七〜二八グラム摂取されていましたが、今はその半分にすぎません。必要量は二〇グラムですから、大きく目標値を割っていることになります。また、必要量とそれを食べ物でとる際に必要となる食物重量とは異なります。ちなみにさつまいも一〇〇グラムに含まれる食物繊維はおよそ二・三グラムです。

こうした日本人の食生活の変化と並行して、がんもまた増え続けてきたのです。高齢者に限らず、がんは低年齢化しています。三十代、四十代でも珍しくない、より若い世代にがん患者が広がりつつあるのが、いまの日本の状況です。がん患者の増加は、日本の食生活のあり方に対する深刻な警鐘に他ならない、と私は考えています。

◯βカロチンや食物繊維のがん予防効果は、なぜ証明しにくいのか

ここまで読んできて、「でも、β《ベータ》カロチンや食物繊維でがんを防ぐ研究は成果が出なかったのでは？」と、疑問を持たれた方があるかもしれません。

これまで、多くの疫学調査や動物実験などから、野菜、とくに緑黄色野菜が、がんの予防に有効であるという結果が出ていますが、カロチンにはαカロチン、βカロチンの二種類があり、なかでも緑黄色野菜に多く含まれる「βカロチン」ががん予防に効くのではないかと、注目されてきました。

そこで、合成したβカロチンをサプリメントでとってもらい、そうでない人との間のがんの発生率を比較する調査（こういう方法を「介入調査」と呼びます）がフィンランドやアメリカで九〇年代に行われたのです。たとえばフィンランドでの調査は、肺がんとの関連性を調べるため、喫煙者の男性約二万九〇〇〇人を対象に、三年間サプリメントを毎日服用してもらい、その結果を五年から八年にわたって追跡調査するという、大規模な臨床試験でした。

ところが、その報告は世界中の研究者を落胆させるものでした。ビタミンEとβカロチ

ンのうち、両方を投与するグループ、どちらか一方を投与するグループ、薬理作用のないプラセボを投与するグループの四つのうち、βカロチンのグループが非投与グループよりも肺がんの罹患率が高いという意外な結果が出たのです。

アメリカでも一九九六年、肺がんのリスクの高い喫煙者とアスベスト作業者、約一万八〇〇〇人を対象に、βカロチンとレチノールを使って同様の調査が行われました。こちらの調査でも、βカロチンを投与したグループの肺がん罹患率が上昇したため、予定の期間半ばで中止。同年、アメリカ人男性医師、約二万二千人（うち喫煙者は約一割）を対象にβカロチンとアスピリンを使った調査も始まりましたが、追跡調査の結果、βカロチンは効果も害もなかったという報告が出され、さまざまな論議を呼びました。

のちの研究で、喫煙者がβカロチンをサプリメントの形で摂取すると、肺がんを促進する方向に作用するのではないかと言われています。

要するに、野菜や果物ががんの発生を減らすことは確かでも、βカロチンのみを取り出してサプリメントの形で摂取することは、とくに喫煙者にはよくないことがわかった。つまり、栄養素それのみを単独で過剰摂取するのではなく、食べ物は丸ごと摂取してこそ効果があるという、私に言わせればしごく当然の結果に帰結したのです。

βカロチンのほか、食物繊維も便通をよくしたり、腸の中の老廃物を吸着して排泄するなど、がんを予防する効果があることがわかっています。そこで大腸がんのハイリスクグループの人に小麦フスマをビスケットに混ぜて食べてもらい、大腸がんの発生率を比較する研究も行われました。ハイリスクグループの人というのは、すでに大腸ポリープができて切除した人たちです。しかし、これも期待どおりの結果にはなりませんでした。

といっても、小麦フスマに効果がなかったわけではありません。よく調べてみると、小麦フスマビスケットで食物繊維をたくさん摂取していた人は、逆に日常の食生活で食べ物から摂取する食物繊維が減少していたのです。つまり、トータルで食物繊維をたくさん取っていたことにはならなかったのです。

食事の効果を立証する難しさ

この二つの例からわかるように、食べ物の効果を実際に「ヒト」で試して立証するのは、とても難しいことです。どんな背景をもつ人を選ぶか、比較するグループの分け方も問題ですが、個人の病歴のほか、個々人の日常の食生活によっても差が生じます。

たとえばすべての人が毎日飲む水、この水を二人の人が毎日同じ量、飲みましたと申告しても、水道の水を飲んでいるか、ペットボトルの水を飲んでいるかで違いが出ます。水道水には活性酸素が多く含まれていますし、ペットボトルの水は貯蔵中の変質などの可能性があります。活性酸素は、がんの大きな原因のひとつです。

水ひとつを例にとってもこうなのです。このように、食生活にはあまりに多くの要素が介在しているため、全ての要因を排除して、たったひとつの食べ物の影響だけを調べる、ということはほぼ不可能です。

レモンに壊血病を予防する効果があることが、十八世紀の英国海軍で軍医リンネによって実証されたように、食事・栄養のグループ実験は、たとえば潜水艦の中で生活する軍隊や、刑務所など、外の世界から隔離された環境下で、被治験者が口に入れる食べ物の種類や量まで管理できない限り、非常に困難なのです。そしてこのことが、食物や栄養と病気の間に密接な関係があることはわかっていながら、なにをどう食べればよいのか、データや科学的根拠という現代医学のものさしを使って、いまひとつクリアに証明できない原因でもあるのです。

第二章

〈済陽式食事療法〉ができるまで

○私が医者になった理由

私は消化器を専門に、これまで三十年間に四千例以上の手術をしてきました。その半分ぐらいが、がんの患者さんです。

がん治療の最前線で外科治療にたずさわってきた私が、なぜ、畑違いともいえる「がんの食事療法」を始めたのか、不思議に思われる方も多いと思います。

その理由を一言でいえば、手術だけでは治らない人があまりに多いからです。

私は、幼い頃から、「医者にならなければ」と思っていました。わたよう、とは珍しい姓ですが、中国の山東省には済陽県という地名があるそうです。私の祖先は明朝末期に中国から渡来し、九州の都城《みやこのじょう》で島津氏に仕えた薬師《くすし》でした。そういう家に生まれたこともあって、「医者になって難しい病気を治してみたい」という気持ちが強かったのです。

私が医学生だった一九六〇年代半ばの日本といえば、オリンピック景気に沸き立ち、世の中は所得倍増時代の真っただ中。町には次々にビルディングが建てられ、交通網も発達して都市が整備されていく一方、モーレッツ社員と呼ばれるサラリーマン層が登場し、大黒柱が病に倒れることも珍しくありませんでした。

今でこそ、「胃がん」は治りやすいがんに入りますが、その頃は、がん死のトップです。周りでも、胃がんで亡くなる人が少なくなく、私は消化器外科を専門に選びました。がんを治す治療といえば、「手術」しかなかった時代のことです。

医学部を出た後は、最先端の技術を身につけたくて一九七三年、二十七歳のときアメリカのテキサス大学外科教室に留学しました。消化器ホルモンの研究をしに行きました。ふつうは日本人が留学しても、アメリカの医師資格がないので、実際に執刀することはほとんどありません。しかし私はアメリカの医師国家試験に合格し、国際外科学会の推薦を得て、向こうで外科医として手術もしていました。日本人医師としては極めて稀な例でした。

技術面では、アメリカと日本のレベルの差はあまり感じませんでしたが、驚いたのは日米の医療哲学の違いです。アメリカ外科学会は一九一七年、医療の条件として、

「安全で、有効、患者中心の、効率的医療を、公平に、適切な時期に行う」

という六つの要件を掲げています。日本で、治療する側の論理で進められる医療への不信が社会問題になったのは、ごく最近のことですが、アメリカでは第一次世界大戦中に、

患者中心の医療をポリシーとし、私が留学していた四十年前、すでにそれを実現するための努力を重ねていました。

帰国後、東京女子医科大学病院の助教授に就任し、都立荏原《えばら》病院の外科部長、都立大塚病院副院長と、第一線で治療を続けてきましたが、若き日にアメリカで学んだ、「患者さん（＝治療をうける人）の側に立った医療を旨《むね》とすべし」という姿勢は、ずっと持ち続けているつもりです。

◯「五年生存率五二%」の衝撃

荏原病院に赴任して八年目の二〇〇二年、それまで同病院で自分や後輩が手術をした「消化器がん」の治療成績をまとめてみることにしました。

内訳は、胃がん・四百八十七例、大腸がん・六百二十三例、胆道がん・七十三例、肝臓がん・百四十三例、膵臓《すいぞう》がん・八〇例の、計一四〇六例です。がんの進行度はさまざまですが、いずれも手術の対象になり、根治手術（肉眼的に取り残しなく、がんを切除すること）ができた患者さんたちでした。

がんが進行して手術できなかったり、手術してもがんの病巣を取りきれなかった人は、

消化器がん　手術後5年生存率

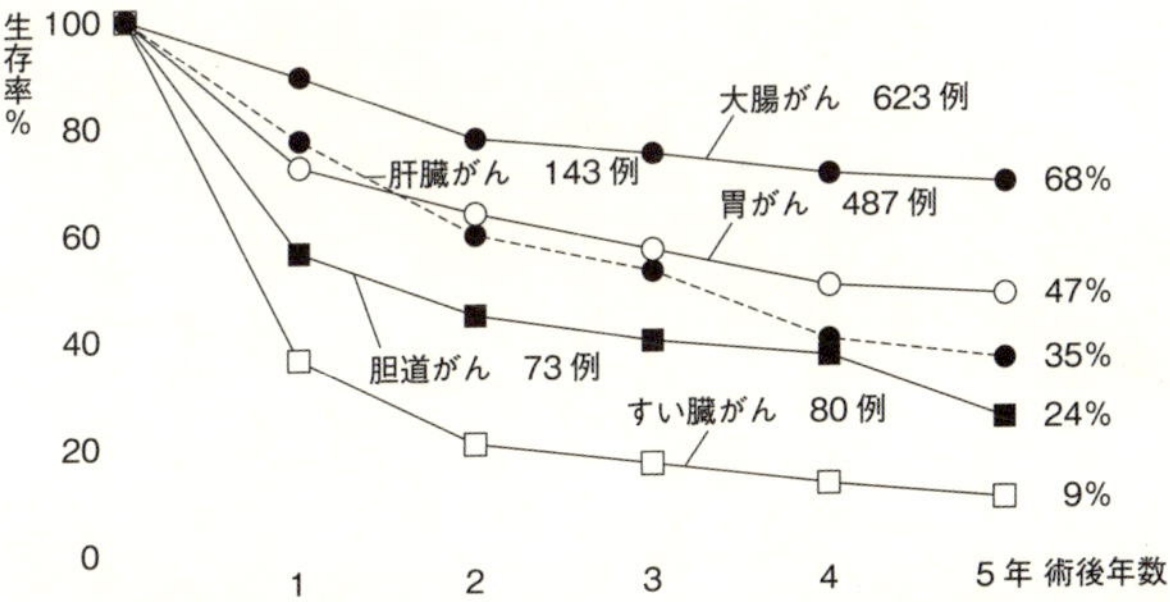

都立荏原病院、2002

計1406例　5年生存率52%

この中に含まれていません。私は、「五年生存率は、七割ぐらいいくだろう」と予想していました。

ところが、出てきた結果は、「五年生存率五二％」でした（上図参照）。愕然としました。

がんの再発の確率が高いのは術後の約二年間で、五年たてばほとんどその心配がなくなることから、五年生存が治癒の目安とされています。

一生懸命手術をして、病巣は取りきったように見えていても、四八％の人は助かっていない。目には見えない「がんの芽」が成長して、再発という形で姿を現し、患者さんたちは五年目を迎えることなく亡くなっていたのです。

胆道がんや膵臓がんはがんの中でも、「難治」といわれています。この結果を学会で発表すると、第一線での施設での成績であり、「やむを得ない」という反応でした。しかし、私にはどうしても納得がいきませんでした。アメリカにも行って最先端の現代医学の技術をもって治療しているというのに、半分とは……本当なら、限りなく一〇〇パーセントに近くなければならないはずです。

この数字は私には、どうにも許しがたいものでした。

ちょうどその少し前から、がんが進行して手術を受けることもできない患者さんを何とかしなければいけない、と考えているところでした。

がん治療の三本柱は、①手術、②抗がん剤による化学療法、③放射線治療です。一部の血液がんのように抗がん剤が非常によく効き、化学療法で治るがんもあります。舌がんや咽頭がんなど頭頸部がんには、放射線と化学療法を組み合わせることで効果があがりますが、基本的にがんを完治させることができるのは、手術です。

その手術を受けるチャンスも残されていない、つまり、現代医療では救うことができない、という事実を、患者さんやご家族に伝えるたび、「医師として何とかできないものか」と痛切な思いに駆られていました。

早期発見、早期治療が大事といっても、みんなが早期にがんを見つけられるわけではありません。早期発見が難しいがんもあれば、検診の対象になっていないがんもあります。実際、進行してからがんが見つかる人はたくさんいます。

患者さんに、手術という心身ともに多大なる負担を強いながら、半分の人しか助けられない。この現実を突きつけられたことで、私は、「がん治療のあり方」をもう一度、考え直すようになったのです。

○奇跡的にがんが消滅した患者さんたち

十五年ほど前のことですが、たて続けに三例、がん治療における「特殊な事例」を経験したことがありました。現代医学ではとうてい治癒が望めないと思われるがんが、患者さんが自宅に帰ったあと、小さくなったり消えてしまったりしたケースです。

最初は、肝臓がんのAさん（男性・五十六歳）でした。

慢性肝炎をベースに肝臓がんを発症し、肝臓に四か所がんが発生していました。肝臓の余力からみて全て切除することはできず、がんを二か所切除して、手術は終了、他に方法がないので、その後は「肝動注ポート療法」を行いました。これは、足の付け根の動脈などから、肝臓に血液を供給する肝動脈に細い管（カテーテル）を挿入し、直接肝臓に抗がん剤を注入する方法です。体内にポートという抗がん剤のタンクを留置し、ここから持続的に抗がん剤を送り込みます。

抗がん剤をがんの病巣に効率よく注入できるので、点滴に比べて全身への影響が少なく、抗がん剤の投与量が少なくてすむのが大きな利点です。そのぶん副作用も抑えることができますし、点滴の管につながれる必要がないので、行動が自由で、場合によっては通院治療も可能です。

ただ、Aさんの場合はとり残したがんが大きかったので、この療法を用いても、どれほど効果があるかは疑問でした。予想どおり、治療に対する反応はほとんどなく、がんはそのままにして治療を終了することになりました。

現代医学の常識からみれば、残念ながら「余命数か月」という状態です。ご家族の強い希望もあり、残された貴重な時間は自宅で過ごされることを選ばれました。

現代医学で治療の方法がない場合、がんに対する積極的な治療が行われることはありません。苦痛をやわらげるための緩和医療に入ったり、在宅で訪問医療などを受けるケースが多くなります。

ところが、経過を診るための定期的な外来診察では、Aさんは体力が一向に衰えることなく、むしろ元気になっていくのです。そして、半年後にはがんが小さくなっていました。

驚いて話を聞いてみると、家で、奥様が徹底した食事療法をしているというのです。毎日、十種類以上の野菜と果物をとり、一日一回はキノコや根コンブなどの海藻を。ハチミツ、納豆を食べ、主食は玄米という生活でした。好きだったお酒もやめておられました。がんにいいといわれる食品を徹底して摂っていたのです。Aさんの肝臓は一年半後にきれいになり、CT検査でがんが消えていることが確認されました。いまもAさんはお元気で、定期検診に来院されています。

これは現代医学では、考えられない現象でした。

がんに自然治癒する症例があることは、以前から報告されていましたが（七三ページ、コラム1「がんの自然治癒」参照）、実際に目にしたのは私も初めてのことでした。なぜ手術や抗がん剤で治らなかったAさんの肝臓がんが消えてしまったのか、食事のせいなのか何なのか、正直なところ半信半疑でした。

ところが、こうした例はこれひとつではなかったのです。もう一人は、自宅の近所に住んでおられたSさん（男性・五十三歳）でした。

Sさんは、肺がんでした。右の肺に直径七センチぐらいの大きながんがありました。すでに胸壁に浸潤していたため、手術は不可能。そこで抗がん剤の投与が行われましたが、肺がんは薬で治ることはまずありません。しかし、他に手はないのです。結局、多少縮小はしましたが、そのまま一時退院となりました。

このSさんの場合も帰宅してから、がんがどんどん縮小したのです。半年後にはがんの大きさが半分になり、二年後には画像検査からがんが消えてしまいました。

あれから十四年、Sさんは定期検診に通って来られていますが、また肺に怪しい影が出てきました。いままでは、私も食事療法の重要性がわかっていますから、「油断してだいぶ甘くなっていた」という食事を引き締めてもらっていたところ、今年、ふたたび大腸がんで入院されました。いまは無事手術を終えて退院され、再び徹底した食事療法に取り組んでおられます。

もう一例は晩期前立腺がんの方でしたが、徹底した食事療法で治癒した患者さんが確かに三例続いたのです。

私以外の、ほかの外科医がこの患者さんたちを診断したとしても、これは助からないと断言したでしょう。なのにどうして、こんな奇跡が起きたのか、当時はまったく理由がわかりませんでした。

ただ、自宅に帰ってからの生活について詳しく聞いてみると、共通していたのが徹底的な食事療法をしているという点でした。それぞれ細部に差異はあっても、主食を白米から玄米や雑穀ごはんに変え、野菜中心に、根コンブや蜂蜜、キノコ類をとる。果物もとる。動物性食品や脂肪の減量、減塩も共通していました。

食事には何か大きな意味があるのではないか——晩期がんの食事療法を始めて十五年になりますが、「そのきっかけは何ですか？」と問われるたび、私はこの現代医学では説明がつかなかった、晩期がんから回復された患者さんたちのことを思い浮かべるのです。

○転移性肝臓がんを食事療法で克服した医師

現代医学では、がんの食事療法というのは、あまり評価されていません。私も医学生の頃、北大の小林博先生の『がんの予防』（現在発売中のものはこの新版、岩波新書、一九九九）を読んで、「がんと食事は関係があるらしいな」と思った記憶がある程度です。

食事にがんを治すヒントが隠されているのではないかと思いあたった私は、さっそく星野仁彦さんに電話していました。

星野さんは福島県立医科大学の精神科医で、四十二歳のとき大腸がん（S状結腸がん）

と判明。手術でがんを摘出したものの半年後には、肝臓に二か所、転移があることがわかり、「五年生存率はゼロパーセントです」と告げられます。あまりの衝撃からうつ病になったそうです。しかし、星野さんはそこで諦めませんでした。転移した肝臓のがんをエタノール注入療法（肝臓がんに直接外から針をさして、純粋なアルコールを注入してがん細胞を壊死させる方法）でつぶし、それと並行して「ゲルソン療法」と呼ばれる食事療法を実践して、がんを治してしまったという人です。

肝臓に転移していたということは、ステージでいえば４期。大腸にできたがん細胞は、血液などにのって全身に散らばっていると考えられます。エタノール注入療法は局所療法ですから、肝臓にできた少数の小さながんをつぶすことはできても、全身に広がった「がんの芽」を根絶やしにすることはできません。星野さんのような段階では、あくまでも対症療法であり、がんの根治療法とはなりえないはずです。

私は、同じ現代医学を信ずる医師として、星野さんが食事療法についてどう考えているか、直接意見を聞きたかったのです。

星野さんはゲルソン療法でがんを治したのは、全て本当のことだと話してくれました。

結核治療から始まった「ゲルソン療法」

ゲルソン療法とは、日本ではそう有名ではありませんが、百年以上にわたって続けられている食事療法のひとつで、欧米では、代表的ながんの食事療法としてよく知られています。提唱者のマックス・ゲルソン（一八八一〜一九五九）は、ポーランド生まれのユダヤ人でドイツの医学博士で一九三八年、ナチスに追われてアメリカに渡りました。

ゲルソンが、食事と病気の関係に注目したきっかけは、自らの片頭痛が食事によってコントロールできることに気づいたからだといいます。

ゲルソンは、当時のアメリカのエネルギー過剰、動物性タンパク・動物性脂肪過多の食事がいかに有害であるかを指摘し、食事療法による難病治療を開始しました。最初はその頃、蔓延《まんえん》していた結核患者を対象に、五百人を治療した結果、九八％結核を治すことができたと報告されています。栄養状態が悪かったこともあるのでしょうが、抗生物質による治療も確立されておらず、結核は死に至る病といわれた時代に、驚くべき治癒率です。

この時、結核と同時に皮膚がんを患っている患者がいましたが、食事療法を行ったところ、結核と一緒に皮膚がんも治った。詳細に患者の記録をとっていたゲルソンは、食事療法によって免疫力をあげることで、結核と同じようにがんも治ることに気づくのです。

ゲルソン療法のポイントは、自然治癒力を高めることを目的として、無塩食、動物性タンパク・動物性脂肪の禁止、大量の野菜、果物ジュースをとることを提唱しています。野菜は基本的にオーガニック野菜、パンは全粒小麦かライ麦パンです。

私が実践する食事療法と違って、乳製品や大豆製品も否定している点などは同意しかねますが、なにか時代的な背景があったのかもしれません。

コーヒーによる腸内洗浄など、当時のゲルソン療法をそのまま現代の日本で行うには困難な部分もあります。星野さんはそれを日本でもできるようにアレンジした、「星野式ゲルソン療法」を実践しておられます。

星野さんの体験談を聞いて、食事療法はあたってみる価値があると思った私は、長寿で元気に暮らしている人に食生活を聞いたり、伝統的な食事療法の本を読んだり、それを指導している人たちに会ったり、考えつく限り、がんを治す食事療法についての勉強をはじめました。

○元気で長寿な人に多い「玄米・菜食」

世の中には驚くほど長寿で、頭脳明晰、健康にも恵まれている方がいるものです。

十年ほど前、九重織りの創始者である九重年支子《ここのえとしこ》さんが、結腸がんの手術で荏原病院に入院してこられました。当時、九重さんは九十三歳でしたが、術後の回復は驚異的に早く、開腹手術からわずか二週間半で退院されました。その三年後に、胆石と腸閉塞の手術もされましたが、これも難なく乗り越えました。

ふつうは、かなりの高齢で大きな手術を受けるとなると、認知症が出たり歩行が困難になったり、あるいは持病が悪化するなど、さまざまな弊害が出やすいものです。しかし、九重さんは実にお元気でした。そこで、ふだんの食生活をうかがうと、野菜や果物、発酵食品を中心とした食事で、主食は玄米、水で薄めたハチミツレモンもよく飲んでいるということでした。

玄米と多くの野菜と果物——やっぱり、というのが私の感想でした。九重さんは九十八歳で亡くなるまで、元気に過ごされました。

また、私が尊敬する女医の三神美和先生は、東京女子医大の名誉教授で、九十歳まで女子医大で診察をされていました。女子医大を退いた後も九十五歳まで医師として働き、いまは百五歳になられたはずですが、お元気に暮らしておられます。

三神先生にも、六年前に元気の秘訣をうかがったことがありました。

「ひとつは、遺伝です」

と、先生は答えられました。確かに、そのとおりでしょう。体質的な遺伝は長寿の大きな要素です。

その上で、私が驚いたのは食生活です。三神先生は、毎日朝食として大量のすりおろし野菜だけを食べていると言われました。大根や人参、山芋、キュウリ、レンコン、セロリ、タマネギ、時にはリンゴもすりおろして召し上がっていました。

昼食はソバなどで軽くすませ、夜だけはふつうに食べるとのこと。

どういうきっかけで、そういう食事を始められたのか聞いてみました。すると、東大に内地留学した時の恩師である二木謙三先生の影響だということでした。実は、この二木さんも日本の栄養学の歴史を語る上で欠かせない方なのです。

○玄米・菜食に受け継がれる日本人の智恵

少し、時代をさかのぼりますが、一九二九年、脚気《かつけ》の原因がビタミンB_1欠乏にあることを科学的に証明したオランダの医師エイクマンと、補酵素としてのビタミンの重要性を研究したイギリス人・ホプキンスに、ノーベル医学・生理学賞がおくられました。その受賞講演で、二人が引用したのが、明治時代、日本海軍の軍医であった高木兼寛と、米ぬかから脚気の特効薬であるオリザニンを抽出した鈴木梅太郎の業績です。

日清・日露戦争のころのはなしです。当時、日本の軍隊では脚気が多発し、軍医だった高木はその原因が食べ物にあることを突き止め、兵食の白米を麦飯に変えるべきだと主張したのです。これに対し、ドイツ医学をおさめた陸軍の軍医・森鷗外や東大の医師たちは、脚気は細菌が原因だと主張していました。脚気だけが食べ物で起こるのはおかしい、白米より消化の悪い麦飯の方が、栄養学的にみても劣る、というのです。

「マクガバン・レポート」にも取り上げられていたように、白米は精製の過程でビタミンB_1が取り除かれています。ビタミンBが健康と密接な関係があることは後述しますが、その働きが解明されていなかった時代の話ですから、高木にしても、麦飯論の「科学的根拠」を示すことができたわけではありませんでした。

にもかかわらず、海軍は高木の主張を受け入れ、兵食を、麦飯を主食とした洋食に変えたところ、脚気の兵士が激減し、日清戦争では脚気の患者はひとりも出なかったといいます。一方、白米を食べ続けていた陸軍では、戦死者四百五十三人に対し、脚気による死者の数が四千人を超え、日露戦争ではさらに犠牲者は拡大します。二万七千人余りの兵士が脚気で死亡。こうした惨状を受けて、陸軍では明治三十八年（一九〇五年）、ようやく白米に麦を混ぜるようになったといいます。

高木は、のちに慈恵会医科大学を創設し、男爵の称号を受け、「麦飯男爵」と呼ばれました。このビタミンB_1の効用を「玄米食」として広めたのが、明治天皇の食養掛をつとめた食養学の祖・石塚左玄《いしづかさげん》や、元気な女医さん、三神先生の恩師にあたる二木謙三です。

石塚左玄は、食品は丸ごと食するべきであると、白米ではなく玄米を主食とすることを提唱しました。また、「食は本なり、体は末なり、心はまたその末なり」という言葉を残しています。つまり、病のもとは食にあり、口にいれる食物は清浄でなければならないと説いています。

素材そのものに毒が含まれていないことがいかに重要かは、食品偽装や農薬の問題など日々の食べ物に不安を覚えざるをえない我々には身につまされます。「玄米・菜食」はいままでは、食事療法の中でも基本的な考えになっていますが、その背後には、日本に受け継がれてきた、こうした先人たちの智恵があるのです。

いまや、日本の伝統的食文化は世界において、貴重な智恵になりつつあるのです。

○がんは慢性の代謝障害

「日本人の二人に一人ががんになる時代になった」と言っても、いまだにがんは、どこか特殊な病気のように捉えられている気がします。

がんとはどんな病気なのでしょうか。

がんは、高血圧や糖尿病などと同じ「生活習慣病」、つまり、日ごろの悪しき生活習慣から起こる病気のひとつです。生活習慣には、もちろん食事や喫煙も含まれます。

がんは、遺伝子の突然変異で起こります。細胞はがん化を促進する「がん遺伝子」と、がんにブレーキをかける「がん抑制遺伝子」を持っているのですが、何かの原因で遺伝子変異が起こり、眠っているはずのがん遺伝子にスイッチが入り、がん抑制遺伝子が働かなくなると、がんが発生します。

実際、毎日数千個もの「がんの芽」が体内で生まれているのですが、人体にはこれをつぶす免疫の監視機構も備わっています。こうした幾重もの防御機構をのがれ、成長した「がんの芽」が、やがて検査で発見されるほどの大きさに成長し、がんという診断がくだされるのです。

こうしたがんの発生するプロセスにおいて、重要な役割を果たしているのではないかと、最近言われているのが「代謝」です。

代謝というのは、体内で行われているさまざまな化学反応のことです。

食事などで体内に取り入れられた物質は、体内で分解されて必要な物質に合成されたり、エネルギーに作り変えられたりしています。不要な物質は、代謝されて無毒化され、排泄されます。こうしたルートが障害をうけると、細胞ががん化しやすくなるのではないかというのです。

たとえば、ビタミンB_1は、糖質の代謝になくてはならない働きをしています。筋肉や脳神経も含め「神経」は、糖質から作られたエネルギーを基に働いていますので、エネルギーが不足すると、だるくなったり、神経に代謝障害を起こしたりします。それを防ぐために、疲れた時には甘いものをとったり、スポーツの前にはエネルギー補給用に、ステーキよりもバナナなど糖質の摂取が勧められるのです。

皆さんも、長距離レースの途中で、水分とともにバナナを食べているランナーの姿をテレビなどで見ることがあるでしょう?

補酵素であるビタミンB_1が不足すると、筋肉に疲労物質である乳酸が溜まりやすくなり、心臓の機能が低下したり、胃腸の働きが弱り便秘を起こします。先ほどお話しした脚気も、ビタミンB_1不足から、筋肉や神経がエネルギー不足に陥り、筋肉疲労や便秘、神経炎、心臓機能の低下などを起こします。脚気になった日本兵は、戦場で戦うどころか、足元さえおぼつかず、フラフラ歩いていたと伝えられています。

ウェルニッケ脳症で意識不明に

十年近く前になりますが、胃悪性リンパ腫で入院した六十三歳の男性に、胃全摘手術を行いました。リンパ腫が胃の近くにあったのです。手術は順調で回復も問題なかったので、一時帰宅をしました。ところが、自宅で意識不明になり、病院に担ぎ込まれたのです。

手術後初めての外泊で疲れが出て、食事がとれなかったという話でしたが、それだけで意識不明に陥るとはとても考えられません。

検査をしても、まるで原因がわからないまま発作から五日たって再度、脳のＭＲＩ（磁気共鳴画像診断装置）を撮って神経内科の医師に見せたところ、即座に「ウェルニッケ脳症」と診断されました。

ウェルニッケ脳症は、ビタミンB_1の欠乏から起こる脳の障害です。エネルギー産生回路がうまく回らないために、脳がエネルギー不足に陥るのです。この患者さんの場合、食事がとれずに嘔吐していたため、ビタミンB_1欠乏に陥っていた。即座にビタミンB剤の大量投与を行いました。すると、十日ほどで意識が回復したのです。

あれほど原因がつかめずに、われわれ外科医が右往左往した意識障害が、ビタミン剤ごときですんなり治ってしまうとは……。栄養不足による代謝障害で、意識不明にまで至ることに、私は驚きました。その後、「栄養と代謝」という側面から、がんの食事療法の重要性に注目したのも、こうした経験があったからです。

がんは、いわば慢性的な代謝障害です。

実際、大腸がんの人は、エネルギー産生回路（主幹物質や産生されるエネルギーの名前や発見者の名前をとって、クエン酸回路、ATP産生回路、TCAサイクル、クレブスサイクルなどと呼ばれる）を回す酵素の働きが二割方、減少していると報告されています（八九ページ参照）。また、食べ物が体内で代謝される時は酵素の働きが必要ですが、この酵素の働きを支えているのが十二種類以上もあるビタミンB群です。これが、ビタミンの「補酵素」としての働きといいます。

フランスのソルボンヌ大学のルスティン医師は、このエネルギー産生回路がうまく回らないと、ガングリオーマ（神経節腫《せっしゅ》）という腫瘍ができると報告しています。逆にこの回路が回るようにすると、ガングリオーマが縮小してなくなる（自然退縮）というのです。

こうした報告をみても、代謝が正常に行われないと遺伝子の変異が起きて、異常な細胞増殖が起こり、細胞ががん化することが考えられます。その意味でも、補酵素として働くビタミンB群が重要な役目を果たしていることがわかります。さきほどお話しした、脚気の日本海軍の兵隊も、麦飯でビタミンB_1欠乏が解消されると、元気になりました。玄米などでビタミンB_1を十分にとって、エネルギー産生回路を活性化すれば、がんが消えることがあったとしても不思議ではないと思うのです。

○恩師の前立腺がんを治した食事療法

食事療法に関する研究や聞き取りを続けているうちに、どういう食品や栄養素が必要でどんなものをとってはいけないのか、輪郭がだいぶはっきりしてきました。

健康に有益と思われる食事に共通していたのは、玄米食と減塩、動物性の脂肪やタンパクを減らし、野菜や果物をたくさんとる、ということでしたので、晩期がんで、ほかに治療法がないと言われた患者さんに少しずつ試してもらうことを始めました。

一年に十〜十五人ぐらいの晩期がんの患者さんに、私の勧める食事療法を実践してもらい、その効果を確認していったのです。私が行う食事療法は、体に負担がなく、腸閉塞などを起こして食べること自体が難しくなっていなければ、どのがんの人でもできるのが強みです。

私なりの試行錯誤を続けていた二〇〇二年の秋、ショッキングな知らせが届きました。アメリカ時代の恩師、J・C・トンプソン教授（二〇〇〇年度の米国外科学会会長）から、「前立腺がんで、リンパ節にも広範にがんが広がり、M・D・アンダーソンがんセンターでは手術はできないと言われた」という内容のメールが届いたのです。

アンダーソンがんセンターといえば、がん治療およびがん研究のメッカです。そこで手術ができないとなれば、残る策は、ホルモン療法でがんの勢いを抑えつつ、延命をはかるしかないと思われました。

私が留学していた当時のトンプソン教授は四十代の半ばで、とてもエネルギッシュでした。教えは厳しくて、毎週月曜日のミーティングでは、その前の週の研究成果を提出しなければなりません。そのためのデータのグラフがうまく書けない日曜日の夜など、教授の叱責を思うと、とても眠れないほどでした。アメリカ外科学会会長をつとめるほどの優秀な外科医であり、日本の盆栽が大好きで……私が帰国してからも、教授が来日するたびに、家族ぐるみで旧交を温めてきたのです。

驚いた私は、玄米・菜食で知られる甲田光雄先生に相談して甲田療法を英語に翻訳し、その頃私が「ゲルソン療法」を参考に晩期がんの治療に実践していた「玄米・菜食、塩、脂肪ぬき」の食事療法と一緒に先生に送りました。「ホルモン療法と一緒に実践してほしい」と伝えました。そのとき送ったのは、

・朝食は抜いて一日二食。
・一日に一五〇〇ミリリットルの水と緑茶、あるいは柿の葉茶を飲む。
・昼食と夕食には、緑の野菜を二五〇グラムしぼって飲む（ほうれん草、キャベツ、シソ、レタス、パセリ、からし菜、レモン半分）。
・大根と人参、山芋のすりおろしを二五〇グラム　玄米を二〇〇グラムと豆腐を二〇〇グラムとる。

トンプソン教授からかえってきた返事は、「It's tough（とても無理）」というものでした。

アメリカ人の教授に、毎日大根おろしや玄米、豆腐を食べろといっても、難しいのはもっともなことです。そこで頭を切り替えて、アメリカ人でもできるように、朝食をバナナなどのフルーツとヨーグルトに変え、玄米の代わりに全粒粉のシリアルにしたらどうかと提案しました。

食事療法を受け入れる勇気

その結果、半年後には百六十三ナノグラムもあったPSA値（前立腺がんの有無や進行を知る手掛かりとなる腫瘍マーカー。正常値は四ナノグラム以下）が、三ナノグラムにまで低下したのです。教授は早速お礼のメールを下さり、CT画像でみてもリンパ節の腫れが、七五％も縮小し、正常化していると報告してくれました（次ページのメール）。

私は、先生の前立腺がんがよくなってきたことも本当に嬉しかったのですが、アメリカ外科学会のトップに立つ人が、異国の弟子のアドバイスに素直に従って、食事療法に一生懸命取り組んでくれたことに、胸を打たれました。

第一章でも紹介したようにアメリカでは、十年以上も前から、前立腺がんの治療の一環として栄養指導が行われています。

Takaho Watayo

送信者：　"Thompson, James C."
宛先：　"'Watayo, Takaho'"
送信日時：　2003年3月26日 4:48
件名：　aregato

Thank you, Takaho, for the splendid gift of the memorial book for your Father, and for the beautiful pictures of your family, testifying once again to the beauty of the female members!

My health continues to be good. A repeat spiral CT scan showed that the enlarged iliac nodes (prostatic cancer) had regress in size by 75% since starting the hormonal therapy 6 months ago. Good news. The bone scan continues to be negative, so the gods have been smiling upon me, and I am thankful.

I send my fond regards to you and to your family.

JCT

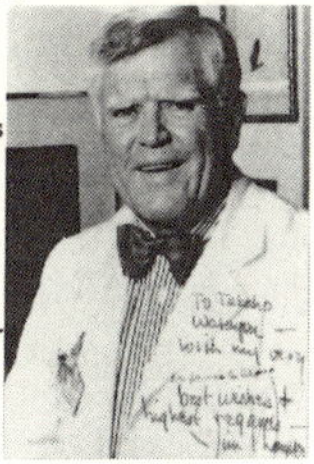

恩師トンプソン教授のメール

カリフォルニア大学サンフランシスコ医学部の臨床教授であるオーニッシュは、患者を九十人ずつ二つのグループに分け、一方のグループには野菜を中心にして運動をよくするなど食事とライフスタイルを指導し、一方は放置する比較試験を行っています。

すると、食事や生活を変えたグループのほうは、PSAが六・三から五・九に低下しましたが、放置したほうでは、六・三から六・九に上昇したと報告しています。このように、食事の改善は前立腺がんの進行を防ぐことが明らかにされています。

トンプソン教授が食事療法を受け入れてくれたのも、こうした流れがアメリカにすでにあったからだと思いますが、食事はその人の非常にプライベートな部分に関わることでもあります。「病気にいいからやってみましょう」と言っても、それを受け入れられる頭の柔軟さと、食事療法をつづける強い意志が必要です。

トンプソン教授が二年後の二〇〇四年、仙台で行われた国際膵臓学会に来日された時には、PSAは〇・三まで低下していました。

食事療法で大切な恩師の前立腺がんを治すことができたこと、これは食事療法を続ける上で大きな自信につながりました。手さぐりではじめた「晩期がんの食事療法」をライフワークとするきっかけとなったのです。

○治療とは、患者の自然治癒力を引き出すこと

私がいまの「済陽式食事療法」に行き着くまでには、多くの人が実践し、受け継がれ、実績もあげている食事療法を、欧米のものも含め、とにかく資料を集めて読み込みました。いくつもの食事療法を知れば、その中に必ず共通する何かを見つけることができるはずだ、それを私の現代医学の知識と照らし合わせて検証し、融合していけば、現代医療では手のほどこしようのない患者さんの命を救う可能性が見えてくるはずだ、と考えたからです。

欧米で研究されている「がんを防ぐ食品」についても調べましたが、晩期がんの段階の患者さんを回復させられるほどには、完成されていないことがわかりました。数千の論文

を分析して導かれたというアメリカの「がん予防十五か条」も、あくまでも健康な人のためのがん予防であって、すでにがんになっている人たちを対象としたものではありませんでした。

現代医学では、エビデンス、つまり科学的根拠をものさしに考えます。医師のなかでも手術して治すことが信条の外科医が、あえて食事療法に取り組むにあたっては、それなりの覚悟が必要でした。この方法が認められるようになる五年ほど前までは、「それでも、本当に医者なのか」とか、「あなたに掛かった患者さんは、死んでしまいますよ」など、ずいぶん批判もされました。

そんな折、気持ちを支えてくれたのは、恩師・中山恒明先生（元千葉大学、東京女子医大教授）が教えてくださった言葉でした。世界で初めて食道がんの術式を完成させた先生は国際的ながん治療の権威でしたが、つねづね、

「自分が治すなんていうのはうぬぼれ。レベル以下の医者が言うことです。患者が自分の力で治るんです。それを手助けするのが医者なんです」

と、べらんめえ調で私たち弟子に語っておられました。ともすれば、特殊な技術を持ったわれわれが病気を治してやるんだと、思い上がりがちな若輩者をいましめると同時に、

医療の本質をつく言葉だったと思います。

人には本来、病気を治す自然治癒力が備わっており、医療はそれが発揮されるのを手伝うもの。手術をして病気を治しているのではなく、自然治癒力がうまく働くように助け、がんを抑え込む免疫力を引き出すことこそが重要なのではないか。

私のなかで、がんを治す三つの法則、「がんの勢いをそぐ医療」、「栄養・代謝療法（食事療法）」、そして「患者さんの自然治癒力」という大きな柱が立ち上がりました。

手術や化学療法でがんを切除したり、死滅させる治療は「がんの勢いをそぐ治療」。それと並行して、「栄養・代謝療法」をおこなう、つまり食事でがんができやすい体質を改善することで免疫力をあげ、「患者さんのもつ自然治癒力」を引き出すこと、それが、がんを治す道なのです。

実際、がんの中には手術で根治させることはできなくとも、がんの量を減らすことで延命効果が得られるものもあります。手術が終われば治療は終わり、ではありません。そこから、再発を防ぐための「食事による免疫力の強化」という新たな治療が始まるのです。

コラム1　がんの自然治癒

がんの自然治癒は、がん治療の新しい可能性を探る意味でも非常に興味深いものです。

最初の自然治癒の事例として有名なのは、一八六六年にドイツ人医師ブッシュが報告した例です。患者さんは顔の肉腫だったのですが、丹毒に感染し、二度も高熱を出しました。丹毒は連鎖球菌の感染から起こる病気で、抗生物質のなかった時代には、命取りにもなりました。この患者さんは丹毒から回復し、驚くべきことに顔の肉腫も一緒に消えてしまったのです。この報告から、がん細胞が熱に弱いことがわかりました。

そこで二十世紀初頭、アメリカのコーリー医師はがん治療を目的に、連鎖球菌の毒素を三十八人の末期がん患者に注射しました。すると、十二人でがんが消え、十九人でがんが軽くなったといいます。この薬は「コーリートキシン」と呼ばれ、がんの治療に使われました。

こうした人体実験もどきの危ない治療はすでになくなりましたが、がんの熱に弱い特性を利用して、現在もがんの温熱療法が行われています。

がんの自然治癒例はこればかりではありません。

一九七四年にアメリカのジョンズ・ホプキンス大学医学研究所で、がんの自然治癒をテーマにカンファレンスが開かれました。その集計によると、それまでに報告されただけでも、七百四十例の自然治癒の例が集計されています。私の診た患者さんにもそうしたケースがありますから、おそらく今では一千例以上の自然治癒例があると思います。

そこに何か共通する要因はあるのでしょうか。今のところ、可能性として、

・ホルモンの影響
・がんが残存したと思われたが、実際には手術でとりきれていた
・放射線に対して感受性が高かった（つまり、放射線治療が効きやすい）
・感染などによる発熱
・アレルギー反応
・がん細胞の栄養不足
・がんを起こす原因の消滅

・誤診、つまりがんではなかった

という八項目があげられています。

これは、あくまでも報告された文献を分析した結果ですが、私はその七～八割が食事に理由があると思っています。自然治癒が起こるのは十万例に一例、という報告もありますが、これを食事療法によって確実に高めていくことが私の目標です。

第三章

こんな食事が、がんになりやすい体を作る

◯がんを作る食事——四つの要因

がんの原因についてはいま、世界中で研究されています。
がんが起こるメカニズムについては、

①複数の遺伝子が傷つき、がん遺伝子が作動し始め、がん抑制遺伝子が働かなくなる
　　←
②異常を起こした細胞の増殖が促進される
　　←
③遺伝子変異が進んで、転移などがんの悪性度が増す

という段階をたどることはわかっています。
しかしなぜ、こうした変異が起こるのか、その原因は単純ではありませんし、がんの種

類によっても異なります。遺伝的要因が非常に強く、ある家系に集中して現れるがんもあれば、子宮頸がんや肝臓がんのように、ウイルスの感染が大きな原因になるがんもあります。子宮頸がんの場合は、イボを作るウイルスの仲間であるパピローマウイルスとの関係が強いことがわかっています。肝臓がんは日本の場合、B型やC型の肝炎ウイルスの感染から慢性肝炎、肝硬変という経過をたどって、がんが発生する人が多いことがわかっています。

また外部からの影響が原因になることもあります。

放射線がさまざまながんを起こすことはよく知られていますし、アスベストが肺がんの一種を起こすこともわかりました。また最近フランスでは、小児がんや卵巣がんの多発が農薬と関連することが明らかにされています。

しかし、こうした因果関係が明らかながんはむしろ特殊ながんで、ほとんどのがんは原因が特定されていません。ひとつの原因ではなく、遺伝的体質や環境、ストレス、食生活など、複数の要因が折り重なってがんになる、と考えられています。

この中で最も大きな原因が食事です。

第一章で、アメリカ国立がん研究所のドール博士は、がんの原因について、「三五％は食事、三〇％は喫煙」と指摘したことをお話ししました。これにアルコールや薬などの要素を加えれば、がんの七〜八割は日頃の生活しだいで防ぐことができるのです。がんが「生活習慣病」といわれるゆえんです。

逆にいえば、がんが今これだけ増えているということは、食生活の中にがんの原因が潜んでいることになります。食べ物に含まれる発がん物質もそのひとつ。農薬やかつては多用されていた食品添加物、アフラトキシンのようなカビ、また天然の食べ物の中にも発がん物質は含まれています。こうした毒物を体に入れないようつとめることも、がん対策の基本です。

これまでの研究や臨床現場での経験から、私ががんの原因としてとくに注目しているのは、次の四つです。

○過剰塩分
○クエン酸回路（エネルギー産生回路）の障害
○活性酸素
○動物性脂肪や動物性タンパク

この章ではこれらが、がんとどういう関係があるのか、説明したいと思います。実践編をよりよく理解するための基礎知識として、あらかじめ知っておいていただきたい事柄です。読者の皆さんが、日ごろの食生活を見直す上でも役に立つと思います。

○減塩で、胃がんは確実に減少する

かつて「胃がん大国」であった日本、その大きな原因が「塩」です。

ごはんに塩味はたしかによく合います。ヘルシーと世界で高い評価を受けている和食の唯一の欠点は、塩分が多いことだといわれてきました。

塩分について、秋田県の有名な例があります。秋田県は従来、脳卒中など脳血管疾患の死亡率が全国ワースト一位でした。そこで秋田県立脳血管研究センターが作られ、官民が手をとりあって県民あげての対策がとられたのです。

その一環として、減塩運動が行われました。日本人の平均的な塩分摂取量は現在、一日一二グラム前後ですが、しょうゆ・みそ・漬物など食の豊かな秋田では食事に塩分が多いだけではなく、塩辛いものをつまみに酒を飲みます。お酒も漬物も美味しい土地柄です。

秋田県民の塩分摂取量の推移（1人1日あたり）

1952年	→	1969年	→	1987年	→	2001年	→	2006年
22.1g		20.5g		14.6g		13.3g		11.3g

「国民健康・栄養調査」「県民健康・栄養調査」による

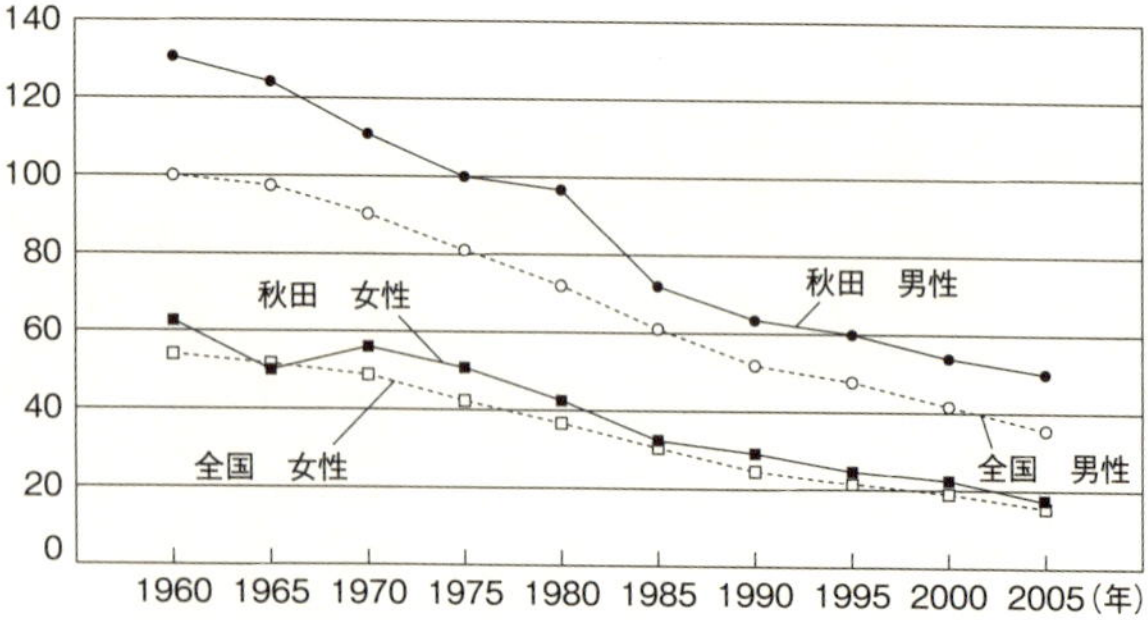

秋田県の胃がん死亡率（人口10万対）**の推移**

そのため一九六〇年当時、秋田県の男性は一日二二グラムも塩をとっていたのです。これを半減させるのが、減塩運動の目標でした。

この運動は目ざましい成果をあげ、三十年間で塩分摂取量は一二〜一三グラムまで減り、平成十八年には一一グラム程度になっています。それと比例して脳卒中の発生率も半分に減少したのです。そして、さらに減少著しかったのが「胃がん」でした。

塩分摂取量が半減したことで、胃がんの発症が三分の一に減りました。女性の胃がんの減少率はそれ以上です。おもわぬ余禄といいますか、脳血管疾患予防のための減塩運動が、期せずして胃がん予防の効果を示すことになりました。

私の恩師の友人に、金仁福というソウル大学の有名な外科医がいます。この金教授と学会で会って雑談をかわした際、「韓国で胃がんが半減しましたよ。理由がわかりますか」と聞かれました。ソウル大学では十年間に年間の胃がんの手術件数が、六百例から三百例に減ったというのです。私が首をかしげていると、「冷蔵庫の普及ですよ」と笑って言われました。

冷蔵庫が普及すると、塩漬けなど保存食として作られていた塩蔵品がぐっと減ります。それで、胃がんが減少したのです。秋田県もまた冬の寒さが厳しい土地ですから、保存食として塩気の多い食べ物が発達しました。国外でも、アメリカはいまでは胃がんの少ない国になっていますが、一九三〇年代あたりまでは胃がんが多発していました。これもその後、冷蔵庫の普及にともない減少しています。

同じ地域であっても、食べ物によってがんの発生率はずいぶん違います。たとえば、静岡県は皆さんもよくご承知のお茶の産地ですが、とくに川根本町は大井川の上流にあり、川根茶というおいしいお茶を作っていることで有名です。ここの住民は、一日に十杯ぐらいお茶を飲んでいます。

一方、同じ静岡県でも駿河湾に面したかつての戸田村《へだむら》（現・沼津市）は漁村で、干物や塩辛などの塩蔵品をよく食べます。この二つの地域の胃がんの発生率はどうなっているでしょう？　川根本町が平均の半分で、戸田村が平均の一・五倍、つまり、胃がんの発生率が同一県内で三倍も違うのです。

お茶は、カテキンなどのポリフェノールが豊富に含まれ、がんを防ぐ食品として研究されています。戸田村のほうはこれに対して、がんには大敵の塩分摂取量が多かった。こうした事例をみると、胃がんの発生に食べ物がどれだけ影響を与えているか、塩分が問題かおわかりいただけるでしょう。

○ピロリ菌と塩の相乗効果でがんを促進

食塩の摂取量が多いと、がんになりやすいのはなぜでしょうか。

胃の場合、高濃度の塩が胃粘膜を障害して、発がん物質が直接胃壁に作用しやすくなるのだと従来言われてきました。しかし、近年注目されているのは、「ピロリ菌」との関係です。

もともと胃液はステーキも溶かすほど強い酸性で、殺菌作用もあります。そのため、胃の中に細菌は住めないもの、と考えられてきました。ところが一九七九年、オーストラリアのセント・バース病院の病理専門医だったウォーレンと研修医のマーシャルが、偶然も手伝って、胃の中に細菌がいることを発見しました。これが「ヘリコバクター・ピロリ」、つまりピロリ菌だったのです。二人はこの研究でノーベル賞を受賞しています。

やがて、ピロリ菌が慢性胃炎を起こし、胃潰瘍《かいよう》や十二指腸潰瘍の原因になることが判明しました。潰瘍はストレスだけで起こるわけではなかったのです。

ピロリ菌に感染していると、胃がんになる率も高いことがわかりました。ピロリ菌感染者は、非感染者に比べ十倍も胃がんになるリスクが高いという報告もあります。一九九四年、WHOはこのピロリ菌をタバコと同じく、第一級発がん物質と規定しました。

また、ピロリ菌感染者は、除菌したほうが胃がんの再発率が低下することも判明しています。日本でも二〇〇〇年秋から、ピロリ菌の除菌療法が保険適用になっています。

ただし、ピロリ菌に感染すれば、みんなが胃がんになるわけではありません。

そこに塩の関与があると、問題が起きるのです。胃液は強い酸ですから、胃の粘膜は粘液によって覆われ、大切に保護されています。ところが、強い塩分はこの粘液を破壊し、胃の粘膜を荒らします。荒れた胃粘膜ではピロリ菌が増殖しやすくなり、増えたピロリ菌がいろいろな毒物でさらに胃壁を荒らす。その結果、遺伝子変異が起こるリスクが増え、がんが発生しやすくなるという悪循環が生まれます。

つまり、塩とピロリ菌がセットになると、相乗して胃壁を荒らし、がんの発生を促すのです。また最近では、ピロリ菌自体が発がん遺伝子を持つことも報告されています。

たとえばマウスを使った実験においても、塩、ピロリ菌、発がん剤、それぞれ単独で投与しても胃がんはあまり発生しないのに、ピロリ菌を植えつけたマウスに塩分の濃いエサ（一〇％）を与えると、胃がんの発生率が四倍も高くなることがわかっています。

ピロリ菌は水道が未整備な場所など、不衛生な環境で感染することがわかっています。日本は先進国の中でも飛び抜けてこのピロリ菌感染者が多く、熟年世代は七〜八割が感染しています。

こうした研究から、日本で胃がんが多発したのも、ピロリ菌感染者が多いことに加えて、塩分の濃い食事をとっていたことが原因だったと言われています。熟年世代の方たちは、なおさら塩分を減らすべきでしょう。

また、塩分の濃い食事は胃の粘膜を荒らすため、体の細胞の中に直接ナトリウムが入り込み、細胞内外のミネラルバランスを崩す可能性もあると予測されます。これについては次の項で詳しくご説明しますが、すでにがんができている人や再発のリスクがある人は、できるだけリスクを減らすべきですし、体をがんになる前の、元の状態に引き戻すという意味で、無塩に近い食生活をすることが勧められるのです。

○クエン酸回路が、ミネラルバランスの鍵

高血圧の人は、塩分を控えるのが食生活の基本です。そのほかに、バナナやリンゴなどカリウムの多い食品がナトリウムの排泄をうながす、と耳にされたこともおありかと思います（ナトリウムと塩素から食塩がつくられる）。これは、体内の「ミネラルバランス」が非常に重要だからです。

高血圧の場合、カリウムは腎臓でナトリウムが再吸収されるのを抑制し、尿に排泄されるよう促進します。がんの場合は、細胞内外のナトリウムとカリウムの「ミネラルバランス」がとても大切になってきます。

私たちの体をつくっている細胞は、中と外で、ナトリウムとカリウムの濃度が全く異なります。細胞の中（細胞内液）にはカリウムが多く、細胞の外（細胞外液）、つまり血液やリンパ液などにはナトリウムが多く含まれる。この状態が、体にとっては最適なのです。

ナトリウムとカリウムのバランスは、神経の情報伝達や筋肉運動を行うために、とても重要な働きをしています。たとえば、細胞外液にあるカリウムの量が六mEq《メック》を超えると、重い不整脈を起こして突然心停止してしまうこともあります。また、細胞内のナトリウムの量が多くなると、水をひきこんで膨張して高血圧の原因になるのみならず、細胞が非常に過敏になり、ちょっとした刺激にも敏感に反応するようになります。

実際に、カリウムとナトリウムのバランスが崩れたらどうなるのでしょう?

細胞内外の濃度差を放置すれば、物質は濃度の高い方から低い方へと流れますから、細胞の外にあるナトリウムは細胞の中に入ろうとします。逆に、カリウムは細胞の中から外に出ようとします。

お正月のおせちをつくるとき、塩漬けのカズノコを水の中にさらして塩抜きをしますね。あれは塩分の濃度差を利用したものですが、水にずっとカズノコを浸したままにしておけば、塩分がカズノコから水中に流出してしまい、水もカズノコも同じ塩分濃度になってしまいます。体内でもこれと同じようなことが起こるのです。

こうした事態にならないように、一定のミネラルバランスを保つのに大事な働きをしているのが、「ナトリウム・カリウムポンプ」です。このポンプは、細胞膜を貫通し、細胞の中に入ってきた余分なナトリウムを外にくみ出し、細胞外に逃げたカリウムを細胞の中にひきこんで、一定のバランス維持に努めています。しかし、これは濃度差という自然の流れに逆らって行われる輸送なので、ポンプを働かせるためにはエネルギーが必要です。

ここで使われるのが、クエン酸回路で産生される、「ＡＴＰ（アデノシン三リン酸）」というエネルギーで、ＡＴＰは、細胞の中の「ミトコンドリア」というエネルギー産生工場で作られているのですが、ＡＴＰが十分に作られないと、細胞内外のミネラルバランスが狂い、細胞ががん化するのではないか、という説が近ごろ有力になっています。

富山大学大学院医学薬学研究部の酒井秀紀教授のデータによると、大腸がんの細胞と健康な細胞を比較すると、がん細胞はナトリウム・カリウムポンプの働きが二割がた落ちているといいます。細胞ががん化した原因なのか、あるいは細胞ががん化した結果、ポンプの活性が落ちているのか、そこはまだわからない部分がありますが、いずれにしてもがん予防にミネラルバランスを一定に保つことが重要なのは間違いないでしょう。

第二章でお話ししたように、パリのソルボンヌ大学付属病院のピエール・ルスティン医師は、クエン酸回路で働く「コハク酸脱水素酵素」が不足すると、ガングリオーマ（神経節腫《せつしゅ》）という腫瘍の一種ができると報告しています。ここに酵素を補充してやると、クエン酸回路が回りだしてガングリオーマが縮小し、やがて消える。この研究結果も、クエン酸回路が障害されるとATPが十分に生産できなくなり、がんが発生しやすくなるという、ひとつの証左だと言えます。

塩分を過剰に取り続けていると、ナトリウム・カリウムポンプの働きが不充分となり、ミネラルバランスが崩れることもあります。食事に含まれる塩分はできるだけ少ない方がいいのです。そして、このクエン酸回路をよく回すために必要なのが、玄米に含まれるビタミンB_1です。

○老化を促し、あらゆる成人病の元になる活性酸素

近頃、「抗酸化物質」が注目を集めています。「抗酸化作用が強いから健康にいい」という言い方を耳にしたことはおありですか。ビタミンA、B、Cや赤ワイン、お茶、果物などに強い抗酸化作用が認められています。

活性酸素は、非常に不安定な酸素で、つねに何かと結合して酸化しようとしています。酸化によって活性酸素は、細胞を傷つけます。その一方で、マクロファージなどの免疫系の細胞は、この活性酸素の力を利用してがん細胞を始め、異常な細菌を殺しています。

「両刃《もろは》の刃《やいば》」というべきでしょうか。

しかし活性酸素の殺傷能力は非常に強いため、放射線を細胞に照射すると活性酸素が体内に発生する特性を生かしたのが、がん治療の三本柱のうちのひとつ、がんの放射線治療なのです。最近では情報伝達機能に働くことも解明されてきており、その意味では、活性酸素は体に必要な物質といえるでしょう。

生体にとり必要な物質でありますが、「両刃の刃」と述べたとおり、活性酸素が過剰になると細胞膜を次々に傷つけ、皮膚や内臓、骨などあらゆる細胞にダメージを与えます。つまり、自分の体をも攻撃してしまう。非常にやっかいな側面を持っています。

抗酸化食品で、活性酸素の溜め込みを防ぐ

活性酸素は酸素を利用してエネルギーを作っている生物の体内では、必ず発生するものです。呼吸によって取り込まれた酸素は、エネルギーの産生回路で消費され、最終的には水になって捨てられます。この過程で数パーセント発生するのが活性酸素です。

人間の体内には、活性酸素の毒性を消し去るために働いている酵素もいます。「抗酸化物質（スカベンジャー）」と呼ばれる掃除屋で、活性酸素の害から私たちの体をまもるた

め、活性酸素と結びついて無毒化をはかります。一秒の千分の一ぐらいの猛スピードで活性酸素を処理するといいますから、なかなかのすご腕ですね。

年をとると、この頼もしい掃除屋酵素の働きも低下してきます。そうして体内の掃除屋だけでは処理しきれないほど活性酸素が過剰になると、細胞の遺伝子が傷つけられてがんが発生したり、糖尿病や動脈硬化などの慢性病のほか、皮膚のシミ・シワ、白内障などの老化現象が促進されるのです。

活性酸素は、ストレスや大気汚染、食品添加物、紫外線、激しい運動、飲酒や喫煙などによって増えることが分かっています。現代人の生活には、活性酸素を増やす要素がたくさんあります。

そこで、体内の掃除屋に頼るだけでなく、活性酸素を消去し、酸化を抑える「抗酸化食品」を体の外から摂取する必要が出てきます。

活性酸素が過剰になりやすい体は、がんになりやすい体といえます。ですから、体に活性酸素をためない生活をし、かつ抗酸化物質を食物からたくさんとって、余分な活性酸素を直ちに処理することが大切です。済陽式食事療法では、野菜や果物の大量摂取を勧めていますが、これは抗酸化作用が強く、日常的にとることが容易な食材だからです。

○動物性タンパクが発がん率を高める

動物性タンパクや動物性脂肪は、これまでの調査研究からみても、がんの発生と因果関係が最もはっきりしている食品です。

動物性タンパクや動物性脂肪の摂取量が増加すると、大腸がんや乳がんなど「欧米型」のがんが増えることは、よく知られています。ニュー・イングランド・ジャーナル・オブ・メディスンという世界的な医学雑誌にも、「毎日肉食する人は、週に一回程度しか肉を食べない人に比べて、二倍も大腸がんの発生率が高い」という報告が載っています。

とはいえ、動物性タンパクすべてが悪いというのではありません。ここでいう動物性タンパクとは「アニマル・プロテイン」、つまり牛、豚、羊など四本足の動物の肉です。

動物性タンパクの悪影響を、長年主張してきたのが、第一章でも紹介したコーネル大学のコリン・キャンベル博士でした。キャンベル博士は、肝臓がんを作りだす発がん物質・アフラトキシンBを投与する動物実験において、エサに混ぜた動物性タンパクの量によってがんの発生率が異なること、動物性タンパクが増えるほど肝臓がんの発生率が高くなることを証明しています。

マウスを使った実験で、動物性タンパク質を五％含むエサを与えたグループと、二〇％含むエサを与えたグループの二つに分け、アフラトキシンBという肝臓がんを引き起こす物質を投与した。その結果、二〇％の高タンパクのエサを与えたほうが、三倍も多く、肝臓がんが発生しました。

なぜ、動物性タンパクががんの原因になるのか。それは、人間にとって分解しにくい栄養素だからです。

肝臓は、「体内の巨大化学工場」と呼ばれ、アルコールや老廃物を無毒化して処理したり、糖質や脂肪、タンパク質を分解・合成して使いやすい形に変えています。このサイクルの中で、もっとも代謝しにくいのがタンパク質なのです。タンパク質が体内に入ると、肝臓で一生懸命、処理しようとして酵素活性が高まる、これがトラブルの元なのです。

タンパクはアミノ酸という小さな単位に分解された後、さらにそれを組み換えて、人間の体で使うタンパクに再合成されます。酵素活性が高まるというと、効率よくタンパクの合成が行われるように聞こえますが、肝臓の処理速度が速くなるにつれ、さまざまな合成酵素反応が促進され、遺伝子のミスマッチが起こりやすくなる。つまり、遺伝子の結合してはならないところが結合したり、正規の配列が入れ替わったりして、これが発がんにつながるのです。

肝臓にはもともと解毒したり、悪い細胞を消去する働きもあります。そのために異物を貪食《どんしょく》する免疫細胞も配備されていて、遺伝子のミスマッチなど異常をきたした細胞は、本来ならばここで殺されるはずなのですが、免疫機構がうまく働かなくなれば、発がん率も高まります。

活性酸素のやっかいさはご説明しましたが、動物性タンパクを過剰に摂取すると、こうしたさまざまな要因が重なって、がんになりやすくなります。すでにがんになった人はとくに、魚介類やトリ肉は許容範囲ですが、四本足の動物の肉は厳しく制限する必要があるのです。

○動物性脂肪は、免疫力を低下させる

動物性脂肪もまた、がんの人ができるだけ避けるべき食品です。豚や牛の肉にはもちろん、この動物性脂肪も含まれています。

現在の栄養学では、従来のように、脂肪を単純に動物性か植物性かで二分して考えてはおりません。現在の分類は、まず飽和脂肪酸か不飽和脂肪酸か、そして不飽和脂肪酸の中

でもn－3系かn－6系かが問題です。これについては第四章の実践編で詳しくお話しすることにします。私が禁止する四足歩行の動物性脂肪は飽和脂肪酸、魚の油は不飽和脂肪酸で、性質がまったく異なります。

飽和脂肪酸を常にとっていると、体内で「LDLコレステロール」が増えることがわかっています。動脈硬化の元凶といわれるコレステロールですが、LDLコレステロールそのものが悪いわけではないのです。

血液中のコレステロールは、リポタンパクという運び屋に乗って移動しています。この運び屋には、LDL（低比重リポタンパク）とHDL（高比重リポタンパク）という二種類があって、LDLに乗ったコレステロールが「LDLコレステロール」です。

この二つの運び屋は、まったく反対の働きをしています。肝臓から体のすみずみの細胞にまでコレステロールを運ぶのがLDL、動脈壁にたまったコレステロールを抜き取って体のすみずみから肝臓に回収してくるのがHDLです。それで、LDLコレステロールは悪玉で、HDLに乗ったコレステロールは善玉と言われるわけです。

しかし、コレステロールもホルモンや細胞膜などを作る大事な材料ですから、それを送り届ける運び屋・LDL自体は、決して悪者ではありません。ただ、LDLコレステロールが多くなりすぎると、血液の中にたまって血管の壁の中に簡単に入り込むようになります。そして、血管の壁の中で活性酸素によって酸化されるやいなや性格が豹変し、強い毒性をもつ「酸化ＬＤＬ」に変わります。

そうした場合でも、人間の体にはすぐれた防衛機能が備わっていますから、すぐに「マクロファージ」という免疫細胞の戦闘部隊を送りこみます。マクロファージは、貪食細胞とも呼ばれ、酸化ＬＤＬを次々と取り込み、消していく。このとき酸化していないＬＤＬは取り込みません。酸化ＬＤＬを見つけて際限なく体内に取り込んでいくと、マクロファージはどんどん膨らんでコレステロールで一杯になります（これが「泡沫細胞」です）。そして、最後には破裂してしまう。いわば、マクロファージは自らを犠牲にして、酸化ＬＤＬを退治してくれるのです。

ところが、ぱんぱんに膨れあがった泡沫細胞や破裂したあとの細胞カス（崩壊産物）は、動脈硬化の病巣になってしまいます。脳梗塞や心筋梗塞は「粥状硬化《じゅくじょうこうか》」といわれるタイプの動脈硬化が原因となることが多いのですが、泡沫細胞やマクロファージの死骸が血管壁に沈着して、このタイプの動脈硬化を起こします。

動脈硬化の予防のためには、ＬＤＬコレステロールを増やしすぎないこと、そして活性酸素による酸化を防ぐことが重要になります。

ＬＤＬとがんとの関係でいえば、マクロファージが身を挺して酸化ＬＤＬを処理すればするほど、マクロファージの数が減り、免疫の働きが低下します。マクロファージやナチュラルキラーは免疫細胞の中でも、がんを攻撃する中核的な存在です。ふだんから体内を巡って「がんの芽」をつぶす働きをしていますから、その数が減るということは、体をまもる防衛隊にとっては大きな痛手になるのです。

動脈硬化で末梢の血液循環が悪くなると、免疫系の細胞がすみずみまで行き届かなくなり、それにともない、免疫の網の目をくぐって成長する「がんの芽」が増えていきます。

そこで、がんの予防という面でも、動物性脂肪をとりすぎてＬＤＬコレステロールを過剰にしないこと、抗酸化食品でＬＤＬの酸化を防ぐということが重要になってくるのです。

○血液ドロドロ・サラサラの分岐点

動物性脂肪のさらなる害として、血液をドロドロにすることがあげられます。血液がドロドロかサラサラかは、毛細血管の中を血液が滞りなく流れているかどうかの問題です。

毛細血管の直径は、七ミクロン。一ミクロンは〇・〇〇一ミリメートルですから、非常に微細なことがわかります。私たちの心臓から押し出された血液は動脈をとおり、最終的には毛細血管を流れて、体のすみずみにまで供給されます。毛細血管を血液がサラサラ流れているということは、全身にくまなく酸素や栄養がいきわたると同時に、老廃物を回収するという意味において、とても大事なことなのです。

毛細血管の直径に対し、赤血球の大きさは同じくらいの七ミクロンですが、白血球は直径が二十ミクロンもあるため、白血球が毛細血管内を通過する時は、自分の形状を変え、アメーバ運動をしながら移動しています。活性酸素が多いと、白血球に血小板が付着して「ダマ」になるので、末梢循環が悪くなってしまいます。

赤血球の方はギリギリの大きさなので、ちょっと細いところにくると、体を変形させて毛細血管を通ります。けれど、動物性脂肪（飽和脂肪酸）が多いと、赤血球の膜が固くなり、変形する能力が低下してしまいます。同じ脂肪でも、魚の油など不飽和脂肪酸の中でも「n-3系」と呼ばれるものは、赤血球の膜を柔らかくする作用があります。

オランダで四万人を対象に疫学調査を行ったところ、肉中心の生活をしていた人は、魚をよく食べる人に比べて認知症になる率が四〇%も高かったという報告が出されています。がんの場合も、末梢の血液循環が悪いと、老廃物が溜まったり、白血球など免疫が行き届かなくなることで細胞の機能が低下して、発がんのリスクが生じます。その意味でも、動物性タンパクとともに動物性脂肪を控え、抗酸化物質をたくさんとることが大事なのです。

第四章

済陽式がんを治す食事・八つの原則

代謝を通して、体を内部から変えていく

これからご説明する「済陽式食事療法」は、従来の医療で行われてきたような、病気の性質にあわせて塩分やタンパク質を制限したり、摂取カロリーを減らすといった種類のものではありません。

いま、すでにがんができている体、あるいはがんになりやすい状態になっている体を、日々の食事によって内側から根本的に改善し、がん細胞が生きていけない体に作り変えようとするものです。これまでお話ししてきたように、がん細胞という「異物」を排除できる体にするために一番大切なのは、体の防衛隊であるリンパ球やマクロファージの働き、すなわち免疫力を増強し、人間がもつ自然治癒力を発揮させることです。それに加えて、がんに利するような毒物を体内に取り込まないということも重要になってきます。

こういう考え方は、食事療法というより、「栄養・代謝療法」といったほうが正しいと思います。外から摂取した栄養は、「代謝」という体内での化学反応の過程を通して、体の一部になったり、必要な働きをするようになります。外から摂取する栄養を変えること

で、「代謝」を通して体を変えていくことが、私の食事療法の目的です。

十五年近く、こうした食事療法を研究・実践してきて、六割以上の患者さんに効果をあげています。いずれも手術で根治できる早期がんの段階はすぎた、いわゆる「進行がん」を抱えた人たちで、すでにがんを再発していたり、放射線や抗がん剤などを用いた現代医学をほどこす余地がないと診断された人たちです。

こうした経験と実績にもとづいて、私が考案した食事療法の基本が、以下の八つの原則ですが、国立がんセンターで提案している「がんを防ぐための12ヵ条」や第一章で紹介したアメリカの「がん予防十五か条」に比べると、かなり厳しい中身になっていると思います。

しかし、考えてみてください。この食事療法を実践したいと思う方のほとんどが、すでにがんを経験している方か、手術はしたけれど再発が心配な方、あるいは現代医学では治療が難しいと言われた方がたではないでしょうか。

そういう人の体というのは、ふつうの状態ではありません。体ががんという病気をつくる方向にすでに向かっているのです。これを力強く逆方向へ方向転換させるためには、「健康的な食事」という程度の改革では、もはや充分ではない。多少極端なぐらいの荒療治を施して、正しい方向へと体を引き戻す必要があるのです。

誤解のないよう申し上げておきますが、私は外科医ですから、現代医学の治療法を否定する気はまったくありません。手術、抗がん剤、放射線治療の三大療法は、がんの勢いを低下させる意味において、まず選択すべき治療法であり、必要不可欠なことは疑いようのない事実です。第二章でも述べましたが、

①がんの勢いをそぐ
②免疫力を強化する
③自然治癒力をひきだす

これが、「がんを治すための済陽式三原則」です。

この食事療法には、現代医学の治療効果を高める効果もあります。必要な医療を受けて外からがんを攻撃しながら、適切な食事療法で内側からがんを潰していく、これががんを治し再発を防ぐための治療の基本であることを、覚えておいてください。

繰り返しますが、がんという体の状態にうち勝つには、中途半端な食事の改善では、意

味がありません。少なくとも半年間は、徹底した食事療法をし続ける覚悟を決めることが大切です。

では、どういう食事にすべきか、八原則を順を追ってお話ししていきましょう。

なおこの食事療法は、腸閉塞などで食事が食べられなかったり、腎不全などの病気で食事制限が必要な人以外は、誰にでも適用できる方法です。

❶塩分制限・限りなく無塩に

塩（塩化ナトリウム）は胃壁を荒らし、ピロリ菌を増やして「胃がん」を発生させることが分かっています。胃がんに限らず、過剰な塩分の摂取は、体内のミネラルバランスを崩し、あらゆる部位のがんを作る原因になります。したがって、がんになったことがある人や現在がんと診断を受けている人は、「限りなく無塩に近い食事」、つまり調理に塩分を使わない食事に変えることが必要です。

こう言うと、「人間には塩分が必要なのではないか」、「ある程度は摂らないと体に悪いのではないか」と思う人もいると思います。

確かに、塩に含まれるナトリウムは、体に不可欠なミネラルです。ナトリウムとカリウムのバランスが、体の維持に重要なことはいうまでもなく、現実にナトリウムがゼロになったなら、人間は死んでしまいます。

しかし、調理に塩を使わなくても、魚介類や海藻にはゼロコンマ数パーセントの天然の塩分が含まれています。私は、パンを無塩パンに変えることまでは主張していませんが、パンの中にも一〇〇グラム当たり一グラム程度の塩が入っています。

一日に排泄されるナトリウムの量からみて、人間が一日に必要とする塩分は二～三グラムといわれていますが、これぐらいの量であれば、わざわざ調味に塩分を使わなくても、食材から十分に摂取できるのです。

もちろん、運動や暑さなどでたくさん汗をかいた日には塩分も摂る必要がありますが、ふつうに生活している上では、調味に塩分を使わないでおきましょう。

減塩しょうゆをお酢で割る

減塩の要領については、コショウやショウガ、ワサビ、シソ、ハーブなど香辛料や香味

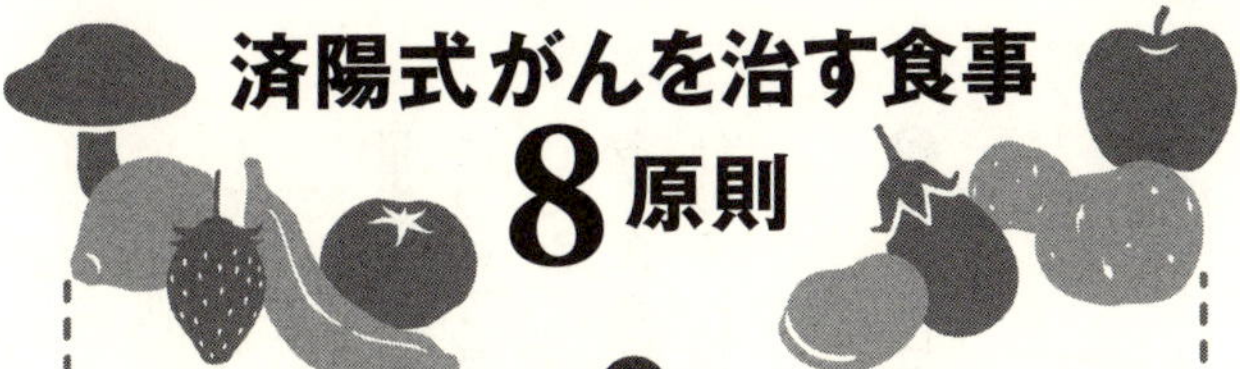

済陽式がんを治す食事
8原則

❶
塩分制限・限りなく無塩に

❷
動物性タンパク質と脂肪の制限

❸
大量の野菜と果物の摂取

❹
玄米や胚芽米、豆・イモ類を積極的にとる

❺
乳酸菌と海藻、キノコ

❻
ハチミツとレモン、ビール酵母

❼
食用油はオリーブオイルやゴマ油を利用して

❽
飲み水は自然水に

野菜を使う、カツオ節やシイタケ、コンブなどのダシを効かせる、めん類の汁を飲まないなど、他の本などでも数多く紹介されています。少し塩分が欲しいとき、私が自分で実践している方法は、減塩しょうゆをお酢で半分に割って使う方法です。

これだと、減塩しょうゆで塩分が半分、さらにお酢で半分にするので、塩分は四分の一量まで減らせます。限りなく無塩を心して実践し、舌が薄味に慣れてくれれば、お刺身などにつけて食べるには、この「減塩しょうゆ＋お酢」でも十分な塩気を感じられます。

また、サツマアゲやちくわなどの練り物や、ウインナーやハムには、思いのほか塩分が多く含まれています。カマボコ一切れには一グラム近い塩分が入っています。こうした塩分の多い製品を控えることも、減塩をうまくすすめるコツです。

❷動物性タンパク質と脂肪の制限

○牛・豚・羊の肉は半年間禁止

済陽式食事療法のなかで、塩と並んで厳しく摂取を制限しているのが、動物の肉です。

動物性タンパクや動物性脂肪は、がんとの因果関係が一番はっきりしている食物のひとつです。とくに悪いのが、牛肉、豚肉、マトン（羊肉）など四足歩行の動物の肉です。

日本では、七、八世紀の天武・聖武天皇の時代から、肉を食べることを禁止しており、またそれが文化として根づいてきたことで、長い間、日本人はがんから守られてきました。しかし、明治以降は肉食が入ってき、戦後は日本の伝統的な食生活が一気に崩れてしまったことはご存知のとおりです。

昭和三十年当時、日本人の動物性脂肪の摂取量は一日一グラム程度だったのに対し、今では一二グラムを超えています。それとともに、大腸がんや乳がん、前立腺がんなどが増えてきたのです。

四本足の動物の肉がなぜ悪いかといえば、肝臓で働く酵素の働きを活性化してがんを増やす、酸化ＬＤＬ（動脈硬化の原因。血管壁を傷つけ、血管の拡張作用を破壊する）の排除のため免疫細胞が消費され、その結果、免疫力が落ちる、などいろいろな理由がわかっています。脂肪の消化に働く胆汁が増えて二次胆汁酸に変わり、これが大腸の壁を刺激してがんを増やすというメカニズムも明らかになっています。

したがって、少なくとも半年間は牛肉、豚肉、マトンは食べないようにしてください。

ここで「少なくとも半年」というのは、体質改善がある程度進むまで、という意味です。最初に徹底した食事療法でがんが消えやすい体を作っておいて、それから少しゆるめて長く続けるというのが、済陽式食事療法の基本です。

○トリのささ身や貝類は、質を選んで少量

これだけ厳しく四本足の動物の肉を禁止すると、「でも、人間は昔から肉を食べてきたじゃないか」と疑問に思う人もいるかもしれません。しかし、本来、人間は草食動物なのです。

それは、唾液に含まれる酵素をみるとよくわかります。人間の唾液は、デンプンを消化する「アミラーゼ」という酵素の活性が非常に高い。これは植物を食べてきたせいです。反対に、ウマや肉食動物はアミラーゼの酵素活性がゼロです（次ページ図参照）。

人間は何十万年も前から果物を食べ、クリやクルミを貯蔵して越冬食にして暮らしてきました。したがって、本来肉を食べなくても大丈夫なのです。とくに日本人は、江戸時代頃まではそれに近い生活をしてきています。

そのかわり、サバやイワシなど青背の魚や貝類、トリ肉の脂肪の少ないささ身や胸肉な

アミラーゼ活性の経年変化

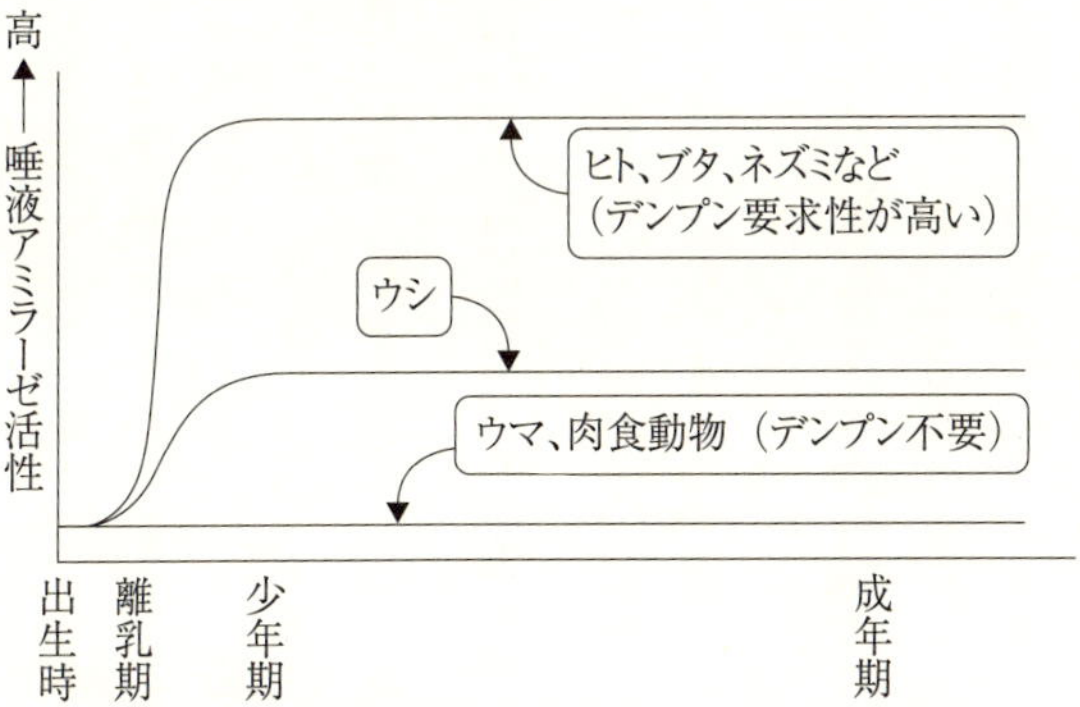

島田彰夫博士作成、『伝統食の復権』より

どは、週に二〜三回程度なら食べても構いません。ただし、ブロイラーのトリは第一章でも触れたように、戦場での兵士の「戦闘食」として作り出された食べ物。日の当たらないような狭いケージで飼育されるので病気がちなため、抗生物質を混ぜた魚粉をエサに促成飼育される傾向にあるトリが体にいいかどうかは、申し上げるまでもありません。

　トリの場合も、なるべく自然に近い状態で放し飼いにされ（平飼い）、自由に餌をついばんで育ったトリの肉を選んでください。胸肉は、脂肪と一緒に皮をはいで食べることをお勧めします。

　玉子も一日に一個ぐらいまでは許容範囲ですが、肉と同じ基準で、つまりブロイラーではなく品質の良いトリの玉子を選ぶことです。

シジミやアサリ、ハマグリ、カキなどの貝類も、タウリンやグリコーゲンなどのミネラルやビタミン類を豊富に含みますので、少しならば食べても構いません。とくに、タウリンは肝臓の働きをよくしたり、心臓や肝臓の血流を改善する重要な働きをしています。

「少し」とか「少なめ」というのが、どのくらいの量なのか迷われると思いますが、これまで食べていた量の半分、ふつうに食べる量の半分と考えてください。

○青背の魚は新鮮なものを。赤身は避ける

イワシやアジ、サバなど青背の魚は許容範囲ですが、カツオやマグロなど赤身の魚は気をつけなければなりません。赤みの成分ミオグロビンがすぐ酸化しやすく、害となるからです。

魚に含まれる脂肪は不飽和脂肪酸という脂肪が主体です。動物性脂肪が飽和脂肪酸といって、血中のＬＤＬコレステロールを増やし、動脈硬化の危険を高めるのに対し、不飽和脂肪酸は血中コレステロールを減らし、動脈硬化を防ぐ方向に働きます。とくに、青背の魚に含まれる脂肪で有名なのが、ＥＰＡ（エイコサペンタエン酸）とＤＨＡ（ドコサヘキサ

エン酸）です。動脈硬化に関してはどちらも防ぐ方向で働くのですが、その働きはＥＰＡの方がより強く、中性脂肪や悪玉コレステロールを減少させ、血管の緊張もゆるめるとされています。一方、ＤＨＡの方は、脳神経細胞の情報伝達をよくしたり、修復する働きがあることから、脳の老化防止に役立つとされています。

がんとの関係でみても、青背の魚は、四足歩行の動物の肉ほどは毒性がないこと、さらに動脈硬化を防ぎ、末梢の血液循環をよくするという意味において、免疫系の細胞などが働きやすくなります。血液がサラサラになり、血管の内腔も広ければ、マクロファージやナチュラルキラーなどの免疫システムの一部を担う白血球が、髪の毛よりも細い毛細血管内を自在に移動することができます。それだけ、がん細胞を見つけて、殺す働きも効率よく行えるのです。

青背の魚に含まれる不飽和脂肪酸（ｎ－３系）は、赤血球膜を柔らかくして、末梢循環をよくする働きもあります。ただ、脂肪は脂肪ですから摂る量はあまり多くならないよう、また酸化していない、新鮮なものを食べるようにしてください。

青背の魚であっても、血合い肉の部分は赤身と同様に、ミオグロビン（筋肉中にあって、酸素を貯蔵するタンパク）やヘモグロビンが豊富なので避けましょう。

○白身の魚を丸ごと食べる

青背の魚に対して、赤身の魚にはミオグロビンが非常に豊富で、酸化しやすい性質があります。健康な人には栄養になりますが、がんの人の体は酸化に対して大変デリケートになっていますので、基本的には避けたほうがいいと思います。酸化もまた、発がんの大きな要因だからです。牛肉や豚肉などと同じように、少なくとも半年は、赤身の魚は避けておきましょう。

その点、白身の魚は安定しています。その代表がサケです。サケの身はご存知のとおり、きれいなピンク色をしていますが、赤身の魚ではなく、白身の魚に入ります。あの赤みは「アスタキサンチン」というカロチン系の天然色素によるもので、抗酸化活性が非常に高く、脳血管関門（脳に異物が入らないように物質を選別する関所のようなもの）も通過できるため、認知症予防にも効果があることが解明されています。

カレイやヒラメ、タラなどの白身魚も許容範囲です。

魚は内臓にいろいろなミネラルや酵素、代謝物質が含まれているので、内臓も一緒に丸ごととる方が有用です。魚でも肉でも野菜でも、有害・無害さまざまな成分がひとつの食べ物のなかに含まれ、全体で生物としてのバランスが整えられているからです。何かひとつの成分や栄養素だけを取り出して食べるというのは、おすすめできません。βカロチンだけをサプリメントで摂取しても、がんの予防にはつながらなかったことは、第一章で先述したとおりです。

丸ごと食べられるという点では、ウルメイワシやシラス干し、ホタルイカなどがタンパク摂取源として適していますが、干物などの塩蔵品、シラス干しは塩分が多いので、湯がくなどして塩抜きし、量は少なめにすることを忘れないでください。

❸大量の野菜と果物の摂取

○毎日一・五〜二リットルの生ジュースを

済陽式食事療法の、もうひとつの柱とも言えるのが、大量の野菜と果物の摂取です。野菜や果物が体によいことは、言うまでもないと思いますが、

・滋養の補給
・がんの原因になる活性酸素を減らす抗酸化作用
・カリウムなどミネラルやビタミンの補給
・各種の酵素が含まれる
・殺菌作用の増強
・便通をよくして胃腸の働きを整える作用
・免疫増強作用

と、がんを駆逐しその発生を防ぐという意味では、枚挙に暇《いとま》がないほどさまざまな働きをしてくれます。済陽式食事療法でとくに重視しているのは、カリウムを豊富に含み、細胞のミネラルバランスを保つ作用があること、がんの元凶といわれる活性酸素の害を打ち消す抗酸化作用が強いこと、そして酵素が数多く含まれることです。酵素も、細胞を元気にして免疫作用を増強する働きがあります。

細胞内外のナトリウムとカリウムのバランスは、細胞を正常に保つために非常に重要です。このバランスが狂うとあらゆるがんになりやすくなりますが、現代の食生活はナトリウム過多に傾きがちです。無塩とともに、カリウムを積極的にとってバランスをとることが大事です。

これまでにがんの治療法として実践され、実績をあげてきた数々の食事療法——ゲルソン療法や甲田療法、一八三〇年代にアメリカで始まった自然主義運動「ナチュラル・ハイジーン」や近年人気のマクロビオティックなど、ほとんどの食事療法に共通するのは、大量の野菜や果物をとることと、動物性の肉を控える、あるいは食べないことです。

日本でも、世界的疫学者として知られた国立がんセンターの平山雄先生が、野菜をよく食べる人は、あまり食べない人に比べてがんの発生が少ないことを繰り返し報告していま す。アメリカの研究でも、野菜はもっともがんの発生と因果関係が強い食品の一つにあげられ、「がん予防十五か条」では、一日四〇〇～八〇〇グラムの野菜をとることが勧められています。

健康な人でもこの量が奨励されるのです。私の食事療法は、すでにがんになった人を対象としていますので、なおのこと野菜や果物は大量にとる必要があります。それには、ジュースの形が一番簡単なのです。

毎日、生の野菜や果物をジュースにして一・五リットル以上は摂ってください。

もちろん、無農薬、あるいは低農薬のものです。半分ぐらいは生のまま食べたり、サラダなどにしてもよいのです。大事なことは、調理によってビタミンが破壊されたり、酵素活性が失われたりしないように、「生のままで」とるということです。

○野菜に豊富な抗酸化物質

野菜にはどんな成分が含まれているのでしょうか。

第二章で紹介した東京女子医大名誉教授の三神美和先生は、毎朝すりおろし野菜を召し上がって、百五歳になった今もお元気です。

たとえば、日本人には大根おろしでお馴染みの大根には、「ジアスターゼ」というデンプンの消化酵素が含まれています。最近の研究では、タンパクや脂質を分解する酵素も含まれていることが解明されてきました。てんぷらに大根おろしが付き物なのも、理にかなっているのです。

さらに、大根の辛味成分である「イソチオシアネート（イオウ化合物）」は、殺菌作用をもち、強力な抗酸化作用を持っています。ソバや鍋ものにそえられる辛味大根などは、その含有量が非常に多いのですが、江戸時代、大根おろしは消化剤であると同時に殺菌剤でありました。強力な抗酸化作用は、がんも防ぐ働きをしていたのです。

大根ひとつをとってみても、これほどがんを防ぐ成分がいろいろ含まれているのです。とくに、活性酸素の害を打ち消す「抗酸化物質」はあらゆる植物に含まれ、ポリフェノールだけでも五〇〇〇種類以上あるといわれています。

「活性酸素」は、遺伝子を傷つけ動脈硬化を引き起こし、また老化や慢性病を促進するなど、がんの発生に非常に強く関係しています。ですから、がんを防ぐには活性酸素の害を打ち消す抗酸化物質の働きが、非常に大きい。とくに年をとるほど、体内にあるスカベンジャー（活性酸素の掃除屋）の働きが低下してくるので、食べ物で抗酸化作用のある物質をとることが重要になってきます。

野菜や果物にはポリフェノールや、その一種であるフラボノイドやカロテノイド、レモンやミカンなどかんきつ類に含まれるテルペン類、緑色の色素であるクロロフィル、葉酸、タマネギやニンニクに含まれるアリシンなどのイオウ化合物、などさまざまな「抗酸化物質」が含まれています。

最近、「ファイトケミカル（phytochemical）」が話題を集めていますが、これは「植物に含まれる抗酸化栄養素」という意味です。

発想しだいで、週に十回トマトが食べられる

こうした栄養素を具体的にみていきましょう。

皆さんになじみの深い「ビタミンC」はご承知のとおり、野菜や果物に豊富かつ抗酸化作用の強いビタミンです。

「ポリフェノール」は、植物が光合成を行う時にできる色素や苦味成分の総称をいい、植物の細胞を活性化する働きをしています。身近なところでは、赤ワインやブルーベリーに多く含まれる「アントシアニン」、お茶に多い「カテキン」、大豆の「イソフラボン」などがあります。いずれも、強力な抗酸化作用があることで知られています。

トマトには、だいだい色の色素である「カロチン」と赤い色素である「リコペン」という二種類の「カロテノイド」が含まれています。βカロチンは、かつて緑黄色野菜の抗がん作用の本命とみられていた抗酸化物質ですが、いまではリコペンの方がさらに抗酸化作用が強いと目されています。

二〇〇二年に、アメリカの国立がん研究所とハーバード大学が行った共同研究があります。

トマトを週に十回食べる人のグループは、トマト嫌いの人のグループに比べて、前立腺がんの発生率が五五％も少ないという結果が出、これは前立腺がんになる人が半分に減ることを意味しています。

週に十回もトマトを食べるなんて無理だ、と思われますか？　毎日トマトジュースを飲んで、あと三回、どこかでトマト料理を食べればいいことです。それほど実現不可能なことでもないのです。

○野菜と果物のジュースには旬のものを

野菜ジュースは、味やカロリーを追求するものではないので、必ずこの野菜と果物をどのくらい入れなくてはいけない、と堅苦しく考える必要はありません。旬の野菜や果物を中心に、なるべくいろいろな種類のものを組み合わせてジュースにしてとる、というのが基本です。ジュースにする野菜や果物の種類については「制限はない」と考えてください。

守っていただきたいポイントは、

・使う野菜や果物は無農薬か減農薬であること

・一日に一・五〜二リットルの量のジュースを飲むこと
・作り置きしないで、絞りたてのジュースを飲むこと

です。調理によって抗酸化物質や酵素の働きが失われないように、野菜や果物を「生でとる」のが原則です。

一日でとりたい野菜と果物の目安は、オレンジやレモンなどのかんきつ類を二個、リンゴ一個、人参二本、キャベツが四分の一玉、ほうれん草か小松菜のどちらか、トマト、ピーマン、大根の葉、バナナといったあたりです。

旬に合わせてセロリや小松菜、チンゲンサイ、パセリ、ブロッコリー、きゅうり、大根、レンコンなどに変更してもかまいません。果物も、イチゴ、メロン、キウイ、ももなど旬のもので好みのものを使ってください。

カロチンの豊富な人参ジュースや、抗酸化物質の多い葉物野菜（ほうれん草や小松菜、大根葉など）のジュースは、とくにお勧めです。質のよいものなら、市販の青汁などを利用してもかまいません。

ジュースにする際には、ミキサーで粉砕してしまうよりジューサーでしぼるほうが栄養

が破壊されません。スピンタイプとスクイーズタイプ、どちらでも結構です。「ジュースは最低一リットル」と患者さんに言いますが、そのほかはサラダにしたり、果物はそのまま食べてもいいのです。

さきほどトマトは調理して食べればいいと申し上げたのは、トマトに含まれる「リコペン」は、熱に強い抗酸化物質なので、火をいれてトマトソースにしたり、スープにしたり、煮込み料理に使っても素材のもつ効果のほどは変わりません。

私は、自分でも毎朝、レモン二個とグレープフルーツ二個をジューサーでしぼり、ハチミツを入れて飲んでいます。旬の果物や野菜を使ってジュースを作り、朝食代わりにジョッキで飲んだりもします。昼はサラダと果物をつけたり、たまにすりおろし野菜にして変化をつけることもあります。

おやつがわりに人参ジュースやトマトジュースを飲んではいかがですか？

野菜そのものにも甘味がありますし、果物を混ぜれば美味しくなるので、一日に一・五～二リットルのジュースを飲むことは、それほど難しいことではありません。何回かに分けて、いろいろな組み合わせでとればいいのです。

❹玄米や胚芽米、豆やイモ類を積極的にとる

○穀物の滋養は「丸ごと」摂取する

「玄米、菜食、乳酸菌」この三つは、がんの食事療法のいわば背骨にあたります。

玄米は、昔からがんの食事療法に重要な役割を果たしてきた食材です。

お米の構造（次ページの図参照）をみるとよくわかりますが、白米はぬかと胚芽をとりのぞいた胚乳という部分で、ほとんどが「でんぷん」です。口当たりがよく、消化吸収にもすぐれていますが、ただそれだけで、がんに対するプラス機能はほとんどないのです。

白米が捨てた胚芽、ぬかにこそ、「穀類の力」が宿っています。

胚芽というのは、お米や麦の「芽」の部分です。これから発育するところですから、成長に必要な酵素やビタミン、ミネラルなどが豊富です。「ホールグレイン」という言葉を耳にしたことはおありでしょうか。日本語にすれば全粒穀物ですが、米・麦・アワ・ヒエなど「胚芽」を含む未精製の穀物のことです。自然のままに近い状態です。これらには、食物繊維や抗酸化作用のあるリグナン、抗酸化活性の強いフィチン、植物性エストロゲン、

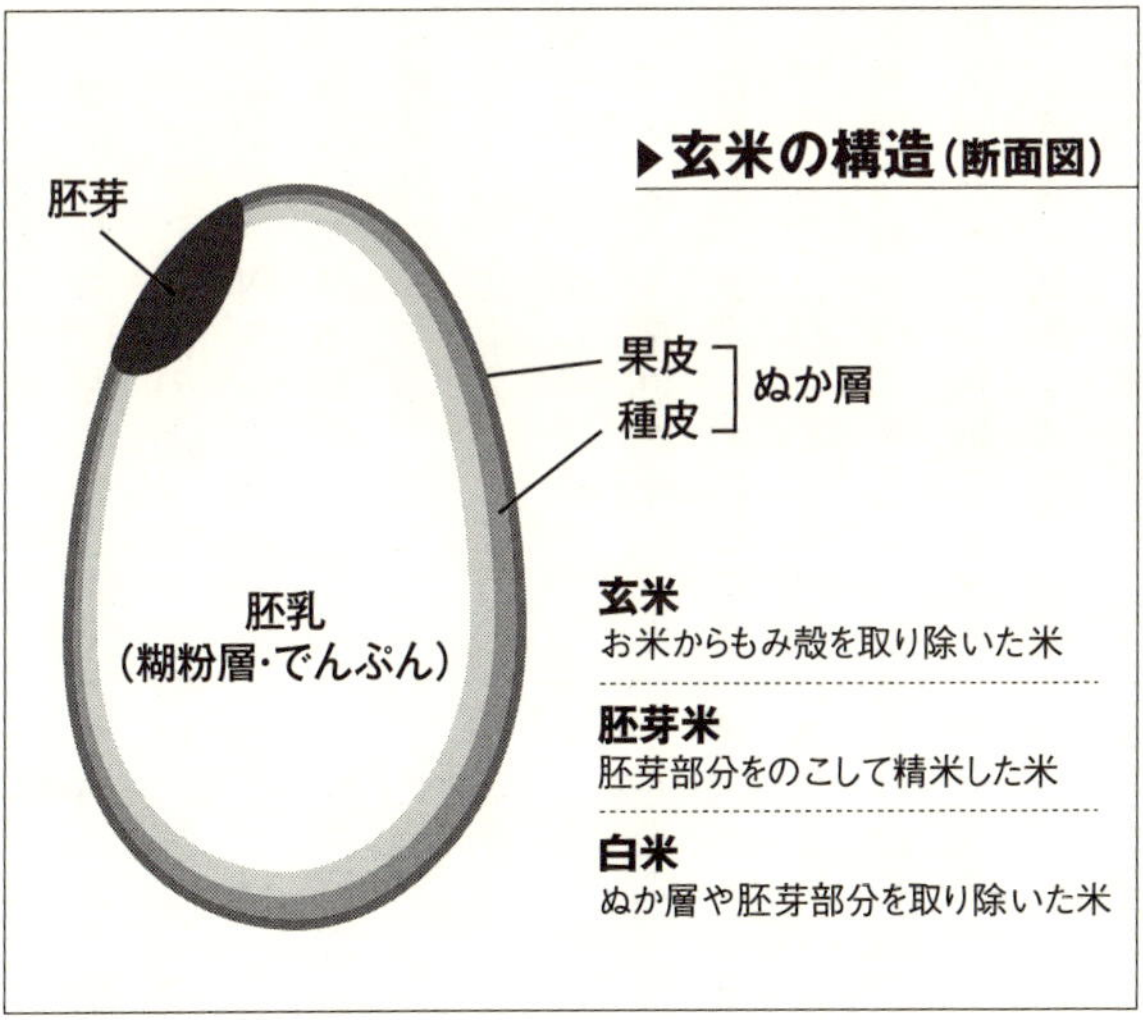

ビタミンE、ビタミンBなどが含まれています。

白米や精製した小麦を使った白パンからは、こうした栄養素が失われているのです。

玄米は、お米からもみ殻をのぞいただけですから、大切な胚芽もぬかも丸ごと食べられます。とくにぬかの部分は高い抗酸化性で胚芽を守っています。したがって、抗がん性も強いといえます。

玄米や胚芽米を食べていると、消化吸収も非常になだらかで、血糖も急激に高くならないので、がんだけでなく、糖尿病の予防や治療にも効果的です。アメリカで行われた研究では、全粒穀物を一日に二食増やすだけで、糖尿病のリスクが二割低下すると発表されています。

先に、がんは慢性の代謝障害であるとお話ししました。代謝に重要な作用をおよぼすのは、ビタミンB_1の働きです。穀物の胚芽にはこのビタミンB_1が豊富に含まれていますが、私はがんに対する玄米の効果のひとつは、ここにあると考えています。

細胞内でエネルギーを作るクエン酸回路がうまく代謝しないと、ガングリオーマという神経節腫瘍ができ、逆に、不足した物質を補充してやるとクエン酸回路が回って、腫瘍が小さくなって消えてしまうことがわかっています。ということは、この回路がきちんと作動せず、エネルギー産生が不足すると、がんが簡単にできやすくなるのです。

このクエン酸回路を回すために重要な働きをしているのがビタミンB_1です。

ただし、玄米は消化しにくい傾向があります。いまでは、玄米を上手にたく炊飯器などもできましたが、どうも玄米は苦手という方は、発芽玄米や胚芽米を食べてください。胚芽米は、ぬかのぶんだけ、玄米より食物繊維や酵素の量がすこし落ちますが、胚芽の機能成分はちゃんと摂取できます。発芽玄米も、発芽の際に働く酵素の活性が高まっているので、うまく利用するといいでしょう。

このほか、赤米、黒米、押し麦など雑穀をブレンドした五穀米もよいと思います。

しかし、農薬は胚芽に蓄積されやすいので、無農薬であるかどうか、十分注意してください。パンやシリアルを食べる時にも同じことです。小麦の胚芽を含む全粒粉パンや全粒シリアルを選びましょう。

主食に準じる食べ物としては、ジャガイモやサツマイモ、サトイモ、長芋などイモ類もお勧めできます。おやつや昼食にもなります。食物繊維やビタミン、ミネラルを多く含みますが、これも無農薬のものを選んで、皮つきで食べるのがポイントです。

○豆類にトップクラスのがん抑制作用

豆類、とくに大豆は、豆腐、納豆、もやし、枝豆など形をさまざまに変えて日本人の食生活を支えている食材です。従来、日本人に、乳がんや前立腺がんが少なかった理由は豆にあると言われたほどです。

アメリカでは、食品によるがん予防を目指して一九九〇年「デザイナー・フーズ計画」を開始しましたが、予防効果があると目された食品四十品目のうち、大豆はニンニクやキャベツと並んで、がん抑制効果のある食材のトップにあげられています。カリフォルニア大学のサンフランシスコ病院での、前立腺がんの患者を対象とした食事指導でも、

「一日八〜十種類の色のついた野菜、それから大豆とサヤエンドウ、胚芽米をとること、肉と乳製品は制限しなさい」

と指導していました。野菜や胚芽米と並んで、大豆の摂取が勧められていたのです。なぜ、大豆がそれほどがん予防にいいのか。私が不思議に思っていたとき、京都大学名誉教授の家森幸男先生に教えていただきました。

「大豆に含まれるイソフラボンは、エストロゲンと非常に構造が似ているのです。それが、ホルモン依存性のがんである前立腺がんにも影響しているのです」

家森先生は、高血圧自然発症ラット・脳卒中易発症ラットを生み出し、高血圧・脳卒中の発症メカニズムの解明などに大きな功績をあげた世界的な研究者です。イソフラボンは、大豆に含まれるポリフェノールのひとつで、大豆にとっての胚芽に相当する「胚軸」という部分に多く含まれています。それが、女性ホルモンであるエストロゲンと非常に似た形をしているのです。

前立腺がんや乳がんは、ホルモン依存性のがんといって、女性ホルモンや男性ホルモンががんを育てる方向に働きます。そのため、ホルモンの働きを抑える抗ホルモン療法が効果的です。

ホルモンが作用するためには、鍵と鍵穴のごとく、細胞にある受容体にピタリと結合しなければなりません。そうすると、スイッチが入ってホルモンの作用が起こるのです。

イソフラボンはホルモンの鍵と非常によく似た形をしているので、ホルモンの代わりに鍵穴に入り込み、本来の鍵であるエストロゲンがホルモンと結びついて、動き出すのをブロックします。これが、がんを抑制する作用につながります。

家森先生は、一日に豆腐を二丁食べると、八割がたの乳がんや前立腺がんを防ぐことができるという研究データを発表しておられます。大豆には、イソフラボンだけではなく、「サポニン」という機能成分も含まれています。これは、がん治療に使われる漢方薬にも含まれている成分で、抗酸化作用や免疫を賦活《ふかつ》する働きがあります。

大豆のパワーは納豆になると、さらにレベルアップしています。発酵する過程で、タンパク分解酵素であるプロテアーゼ、脂肪を分解するリパーゼ、でんぷんを分解するアミラーゼなどいくつもの酵素が生み出されるのです。さらに、納豆菌は体内の活性酸素を消去する酵素もつくり出します。

機能性食品として、また「大豆は畑の肉」の言葉どおり、肉に代わるタンパクの摂取源としても大豆やその加工食品は、積極的に利用してほしいと思います。一日に一品、豆腐ならば一丁、他の大豆製品もそれに相当するくらいの量を目安にとってください。

前立腺がんや乳がんの人は、一層、積極的に食べるように心掛けてください。がんの中でも、前立腺がんや乳がんはとくに、食事療法の効果が高いがんであることがわかっています。

❺乳酸菌と海藻、キノコ

○ヨーグルトで腸内環境を整える

乳酸菌は、

・善玉菌を増やして腸内環境を整える
・免疫細胞を活性化する
・ピロリ菌による害を抑える

など、さまざまな方向からがんを抑制するほうへ働きます。

がんを抑えるために、なぜ腸内環境を整えることが重要なのか。人間の腸の中には百種百兆個以上の細菌が住みついており、糞便の半分は腸内細菌の死骸、といわれるほど大量です。

細菌というと、悪いもの、怖いものというイメージがあるかもしれませんが、細菌には、ビフィズス菌やブルガリア菌など健康に役立つ「善玉菌」と大腸菌やウェルシュ菌のように体に害をおよぼす「悪玉菌」とがあります。腸の中で、細菌はひとつの宇宙を作り、お互いに協力したり、勢力争いをしながらバランスをとっている。このバランスが、免疫の増強や健康体の維持に非常に重要なのです。

ところが、この善玉菌と悪玉菌のバランスが、老化や食生活、ストレスなどの影響で簡単に変わってしまうのが問題です。一生の中でも、赤ちゃんの頃は善玉菌が多く、離乳食を始めた頃から悪玉菌が増えはじめ、老化によってさらに悪玉菌の増加に拍車がかかることがわかっています。離乳食を始めると増えるというのは、動物性タンパクとの関係ではないかともいわれています。動物性タンパクは、悪玉菌を増やす方向に働くのです。

がんになるというストレス

悪玉菌が腸の中で増えると、有害物質を産生したり、毒素を出して下痢や便秘を起こしたり、さまざまな病気の引き金になります。悪玉菌はさらに、ニトロソアミンや二次胆汁酸など強力な発がん物質を作りだします。胃炎や胆石など消化器の病気になると、悪玉菌が増え、その産生する有毒物質の影響で炎症性の腸の病気や大腸がんが発生することが知られています。

胆汁酸とは、肝臓で作られる胆汁の成分で、十二指腸に排出されて脂肪の消化に働きます。これは一次胆汁酸と呼ばれるもので、グリシンやタウリンなどと結びつく（グルクロン酸抱合といいます）ことで毒性を封じ込めています。脂肪の消化のために働いたあと、この一次胆汁酸は小腸から吸収されて肝臓に戻り、いわばリサイクルされるのですが、その一部が大腸に流出します。

このリサイクルに対し、悪玉菌はβグルクロナーゼという酵素を使って、グルクロン酸抱合を引き剝がしてしまうのです。これが二次胆汁酸です。剝き出しになった胆汁酸は、強力な発がん性をもちます。肉食や脂肪の多い食事をしていると、胆汁酸がどんどん分泌されますが、抱合されたままリサイクルされている分にはいいのですが、悪玉菌がいると強力な発がん物質に変わり腸壁を刺激して、大腸がんを増やすのです。

老化やストレス、肉食などによって、現代人の腸の中では悪玉菌が増えやすい環境になっています。がんになった患者さんの場合は、がんという病気からくるストレスもまた軽視できないのです。

善玉菌はこれとは逆に、がんを抑える方向に働きます。その代表が乳酸菌。乳酸菌とは、ビフィズス菌やアシドフィルス菌、ラクトバチラス、ブルガリア菌など乳酸を産生する腸内細菌の総称です。

乳酸菌を補充し、腸内で善玉菌を優位にするために、私が勧めているのがヨーグルトです。

以前は、乳酸菌は胃酸で殺されてしまうから、食べ物としてとっても腸の中まで届かないといわれました。しかし最近は加工技術が発達し、ヨーグルトや乳酸菌飲料で乳酸菌をとって、腸の中まで生きたまま届くようになっています。

一方、面白いことに、乳酸菌は生きていても死んでいても免疫を活性化することがわかりました。乳酸菌の有効成分は細菌の壁の部分にあるので、その働きは菌が生きていても死んでいても変わらないのです。

腸の中というのは、体内で一番、免疫細胞が多く集まっているところでもあります。腸は食物と一緒に、外から病原菌や有害物質が入りやすいので、免疫細胞も多く配備されているのですね。

腸内細菌がバランスよく存在すると、こうした免疫系の細胞を活性化し免疫力を増強することがわかっています。乳酸菌などの善玉菌は、腸の「パイエル板」という免疫器官を刺激してリンパ球を増やし、免疫を増強します。さらに、乳酸菌が増殖したり、その菌体成分（死んだ乳酸菌の成分）で刺激されると、「インターフェロン」という生理活性物質が増え、ナチュラルキラー細胞が増加します。

ナチュラルキラー細胞は、免疫の中でもがん細胞など異常な細胞を見つけて攻撃を加える細胞です。たとえば、乳酸菌を四週間とっていると、末梢の血液中のインターフェロンαの産生能力が三倍にも向上していた、という研究報告もあります。乳酸菌が、進行がんの患者さんのインターフェロンの低下に歯止めをかけ、がんの勢いをそいだり、縮小させることも十分に考えられるのです。

○ピロリ菌も殺す乳酸菌

この他、腸内細菌は病原菌の増殖を防いだり、腸の蠕動《ぜんどう》運動（消化器において、周期的に収縮を下部に伝え、内容物を肛門部へ移動させる大腸の運動）を高める、消化吸力を高め、脂肪の代謝を活発にする、ステロイドホルモンやビタミンの産生など、さまざまな働きをしています。

ピロリ菌という言葉に聞き覚えのある方も多いと思いますが、乳酸菌は、腸の粘膜だけではなく胃粘膜を保護する作用があり、最近では乳酸菌が「胃がん」の原因になるこのピロリ菌を殺すことが報告されています。塩はピロリ菌と相乗して胃壁を傷め、胃がんを促進します。無塩食に加えて乳酸菌を補給すれば、一層効果的に、がんを抑え込むことができます。

ヨーグルトを食べて善玉菌が増加すれば、悪玉菌の増殖は自然に抑え込まれていきます。このように、乳酸菌という生物を外から直接補充して悪玉菌を抑制することを「プロバイオティクス」、一方、乳酸菌はオリゴ糖などをエサに繁殖します。こうした乳酸菌が増殖するための栄養源を補給して繁殖を促し、悪玉菌の増殖を抑える仕組みを「プレバイオテイクス」と総称しています。

オリゴ糖にもいくつか種類がありますが、「フラクトオリゴ糖」はタマネギやニンニク、トマトなどに含まれます。済陽式食事療法では、ヨーグルトによって乳酸菌を補給し、さらに野菜や果物を大量に摂取して、プロバイオティクス、プレバイオティクスの両面から、善玉菌を増やすことができます。それとともに、悪玉菌を増やす方向に働くもの、四本足の動物の肉を禁止して、幾重にも腸内細菌のバランスを促すことを行っているのです。

○一日最低、三〇〇グラムはヨーグルトを食べる

腸内環境を整えるためには、理想をいえば一日に五〇〇グラムはヨーグルトをとりたいところです。腸内細菌の研究で有名な東大名誉教授の光岡知足先生は、ベルリン自由大学に留学していたとき、ヨーグルトを三五〇グラム以上とっている人は病気をしないことに気づいたそうです。そこで帰国後はご自分も毎日四〇〇グラムはヨーグルトを食べて、八十四歳になられますが元気に過ごしておられます。

私も、昼食には十五年来、リンゴとヨーグルト五〇〇グラムをとっています。

最初は牛乳を毎日一リットル飲んでいたのですが、私は乳糖を分解できない乳糖不耐症

体質なのでお腹がゴロゴロする上、四キロも太りました。ヨーグルトに変えてからは、体調もよく、腸の調子が非常によいのです。

牛乳と比べてヨーグルトは乳酸菌の働きで乳糖が半分ぐらい分解されているので、私のように、乳糖を分解する酵素がない人でもおなかを壊すことなく、安心して食べられます。近年、「カフカス（コーカサス）遺伝子」という遺伝子が、遺伝子解析により発見されましたが、この遺伝子を持つ人（北欧、米国に多い）は、乳糖不耐症でないことがわかっています。乳糖耐性ならば、成人した後も大量の牛乳を消化できますが、一般に、日本人などアジア人には非保有者が多いと言われています。

量については、五〇〇グラムとるのが理想ですが、なかなか大変でしょうから、好みの味のヨーグルトを探して、せめて一日に三〇〇グラムは食べることを勧めています。

いまはいろいろな種類のヨーグルトが出回っています。

カスピ海ヨーグルトは人気がありますね。もともと乳酸菌には球形をした球菌と長細い形の乳酸桿菌があります。カスピ海ヨーグルトには球菌が多いので、形状の点から一グラムあたりに含まれる乳酸菌の量が多くなります。ふつうのヨーグルトの三〜五倍、乳酸菌が含まれているので、それだけ乳酸菌の効力も高いといえます。

また、カスピ海ヨーグルトは「一晩おいても腐りにくい」といわれますが、これは抗生物質のような腐敗を防ぐものが作られているからだとみられています。

ブルガリア菌を使ったブルガリア・ヨーグルトもケフィアグレンという種で発酵させたケフィアなども同じようなものだと思います。ブルガリアはヨーグルトを常食としていることで有名ですが、ここのヨーグルトは牛乳に入れた蟻酸やハーブで雑菌が増殖するのを防ぐのが特徴です。いずれも、効用などにはほとんど差はありません。

古代エジプトで動物を家畜にし始めたのが約九〇〇〇年前、これは人間が乳糖耐性を促す変異が生じた時期と一致するそうです。家畜を食糧として殺さずに、その乳を飲むことで継続的に栄養分をとることが可能になりました。

牛乳を選ぶときは、その牛がどういう育ち方をしたかに注意してください。成長を促進するためにホルモンを投与されていたり、抗生物質入りのエサを与えられている牛ではなく、自然に、放し飼いにされている牛が理想です。

○海藻とキノコとミネラルバランス

海藻やキノコにも、さまざまな免疫賦活《めんえきふかつ》物質が含まれています。

海藻は、太古の時代から保存食として用いられてきた食材で、カリウムやカルシウム、ヨード、鉄などミネラルが豊富に含まれています。そして、忘れてはならないのが食物繊維。アルギン酸やフコイダンなど種々の食物繊維は、ナトリウムやコレステロールを体外に排泄する働きがあるので、海藻は、高血圧や高脂血症の予防食品としてよく知られています。

がん予防という点では、ヨードが注目されます。ヨードは甲状腺ホルモンの材料で、甲状腺に集まる性質があります。そのため、放射線などを浴びた時にも、あらかじめヨードで甲状腺を満たしておくと、甲状腺がんを防ぐことができます。また、フコイダンは血液中で免疫を活性化するインターフェロンを増やし、がん予防に効果があると期待されています。さらに、海藻には、カリウムがナトリウムの二倍も多く含まれ、細胞内外のナトリウム・カリウムバランスを保ち、細胞の老化を防いだり、がん化した細胞の正常化に役立ちます。

こうした栄養素が凝縮している部分が、根コンブです。私は、毎朝小さく切った根コンブを緑茶に入れて飲み、数十分して今度はやわらかくなった根コンブを口に入れて、出勤するのが習慣になっています。がんを含めて生活習慣病の予防に役立てたい食材です。

一方、キノコ類の免疫賦活成分として有名なのが、シイタケのβグルカンです。

かつて日本のシイタケには絶対に抗がん性があるということになり、βグルカンを中心にしたレンチナンという注射薬の抗がん剤が作られました。私たちも使ってみたのですが、さほど効きませんでした。治験結果で二割の患者さんにも効きませんでした。それで、免疫を賦活するレンチナンはがんにはあまり効かないのではないか、ということになったのです。

ところが、近年ナノテクノロジーの進歩により、βグルカンを非常に小さな粒子（五μメートル。μメートルは一ミリの千分の一の単位）にすることが可能になりました。こうして微粒子の飲み薬にしてβグルカンをたくさん飲んでもらったところ、これが俄然、効果が出てきたのです。

以前は、粒子が大きかったので小腸からの吸収が悪かったのですが、小さくなったことで吸収がよくなったのです。こうして小腸に吸収されたβグルカンは、パイエル板という腸のリンパ組織を刺激して、リンパ球を増やし、増えたリンパ球は血液に移行して、がん患者の免疫力を格段に向上させます。

すでに臨床試験が行われ、βグルカンの飲み薬はおもに進行・再発胃がんに効果が認められています。

このシイタケのレンチナン以外にも、キノコにはカワラタケのクレスチン、スエヒロタケのシゾフィランなど、いくつもの免疫賦活作用をもつ成分が見つかっています。漢方医学でポピュラーな、サルノコシカケもキノコの一種です。

こうした成分を取り入れるために、キノコは毎日の食事で積極的にとって欲しい食品です。その際、樹の成分をちゃんと吸収して育ったキノコを選んで食べてください。キノコの成分は、栽培環境によってかなり含有量などが変わることがわかっています。原木栽培でなく、人工栽培の日が当たらないところで育ったものは、がん治療には避けた方がいいのです。

❻ハチミツとレモン、ビール酵母

○古代からの滋養強壮食品「ハチミツ」

ハチミツは古来、滋養強壮の食べ物として珍重されてきました。古代エジプトの遺跡の壁画には養蜂の様子が描かれていますし、旧約聖書では、イスラエル人の約束の地カナンのことを「乳と蜂蜜のながれる場所」と記しています。

そうしたいにしえより、ハチミツはまた薬でした。

ハチミツはｐＨ《ペーハー》４ぐらい、つまり弱酸性で腐敗しません。さらに強い殺菌力があるので、食用のみならず、昔から傷の手当てにも使われてきたのです。最近のオーガニックブームでハチミツの効用が見直されて、ハチミツ入りの石鹸やクリーム、リップクリーム、化粧品などさまざまな日用品に利用されています。これも、ハチミツには皮膚の保湿や殺菌、再生などに効果があるからです。

ハチミツの甘さは、ほとんどが果糖とブドウ糖によるものです。そのため、カロリーも砂糖より少なく、血糖値への影響も少なくてすみますし、この果糖が皮膚の保湿にも有効なのです。弱酸性で過酸化水素を放出するので、皮膚に付着した雑菌が増殖するのを防いでくれます。

ハチミツにはビタミンやミネラルも豊富です。亜鉛などは皮膚の代謝や活性化に作用し、ビタミンＫは止血作用もあります。したがって、古来、傷口にハチミツを塗ってきたのも十分意味のあることです。今でもハチミツは口内炎の治療薬として「日本薬局方」（医薬品の性状及び品質の適正を図るため、厚労省が薬事・食品衛生審議会の意見を聞いて定めた医薬品の規格基準書。明治十九年以来百年の伝統をもつ）に掲載されています。

抗がん性に関しては、ハチミツに含まれる有機酸（生物が代謝して作る酸）があります。グルコン酸や乳酸、クエン酸、リンゴ酸、コハク酸などが二〜三％含まれ、これがエネルギーを作るクエン酸回路を賦活したり、細胞の代謝を活発にしています。クエン酸回路で産生されるエネルギーは、細胞が正常に活動するために不可欠のエネルギーで、これが不足するとがん化の一因にもなるのです。

一日大さじ二杯、混ざり物には注意する

高血圧の研究で知られる京都大学名誉教授の家森幸男先生は、世界の長寿村を探訪してその理由を探っておられました。家森先生によると、百歳長寿が当たり前のように多い、中央アジアのカフカス地方（グルジアやアゼルバイジャン共和国）では、甘味料は全てハチミツだそうです。ハチミツで腸内に雑菌が増殖するのを防ぎ、郷土食であるカスピ海ヨーグルトで善玉菌を増やす。自然と腸内環境を整えて、免疫を高めているのです。ハチミツを薬として、なめる習慣があるそうです。

こうしたことから、私は患者さんには「一日に大さじ二杯はハチミツをとって欲しい」とお話ししています。ただ、最近はミツバチがせっせと集めてくれるハチミツも、人間の事情で農薬が混入していたり、輸出や長期保存のために薬物が混ぜられることもあります。せっかくの自然からの贈り物が、台無しにされているわけですが、ハチミツを選ぶ時にはなるべく純度が高く、混ざり物がないものを選んでください。

私は、ミカンやレモンのハチミツが好みだったのですが、混ざり物である疑いを払拭できない場合には、アカシアやニュージーランドの樹木の花からとれるマヌカのハチミツを食べています。マヌカのハチミツは、粘膜の保護作用に優れているだけではなく、最近、胃潰瘍や胃がんの原因とされる「ヘリコバクター・ピロリ」に対する抗菌作用が他のハチミツに比べ、七〜八倍高いことが報告されています。直接的な意味で、胃がんの予防にもなるのです。

もうひとつ、ミツバチからの贈り物で忘れてはならないのが「ビーポーレン（Bee Pollen)」、ミツバチが運ぶ花粉団子です。花の中に顔をつっ込んで働いているミツバチをよく見ると、後ろ足にダンゴのように、たくさん花粉を付けていますね。この花粉は、ミツバチにとって越冬にも耐える大切なタンパク源であり、女王蜂を育てたり、産卵にも不可欠なものです。

この花粉団子には、ビタミン、ミネラル、アミノ酸が豊富に含まれ、ミツバチが花粉を丸めるとき使う、自分の体から分泌する酵素も各種含まれています。この花粉団子の中には栄養素もたくさん含まれていますが、とくにビタミンB_{12}は葉酸と一緒にとると、赤血球を増やして貧血を改善する効果があり、免疫細胞に対する賦活作用が際立って高いことが知られています。ヨーロッパではこの花粉団子を、古くから「完全食品」とみなしてきました。

進行がんなどで抵抗力が低下した患者さんには、滋養強壮、免疫の賦活、貧血の改善、腸内環境の改善など、大変利用価値の高い食品だと思います。ハチミツレモンにしたり、飲みものに入れるなどして、毎日とってほしい食品です。

○レモンのキレート作用、アミノ酸はビール酵母で

レモンについては、いささか個人的なお話になりますが、私はハチミツレモンなどにして、毎日二個は食べています。これはわが家の日課で、家族五人で月三〇〇個はレモンを消費している計算です。

元気で活躍されている高齢の方には、レモン愛好家が多いのです。第二章で紹介した九重織りの家元・九重年支子さんの食事の中にもハチミツレモンがありましたし、料理研究家の飯田深雪さんもそうです。九十代までご活躍された美容研究家のメイ牛山さんもレモンの愛好家でした。

そんなことから、私もレモンに関する勉強を始めたのですが、家族までレモンを食べるようになったのは、実父の病気がきっかけです。父は八十二歳の時、足が萎《な》えて動けなくなり、弟の病院に入院しました。食事がとれず、鼻に管をいれて直接胃に流動食を流し込まなければならないほど、衰えていました。

それで私の提案で、朝晩の流動食の中に、レモン一個分の絞り汁を混ぜることにしました。すると二週間後には口から普通食を食べることができるようになり、体力が回復して歩けるようになったのです。食事が口から取れるというのは、きわめて重要なことですが、レモンにはそうさせるほどの力があるのです。

「百聞は一見に如かず」でしょうか、それまで私のハチミツレモンを横目で眺めていた家族が全員、ハチミツレモンを飲むようになったのはそれからです（笑）。

レモンに含まれるクエン酸やビタミンCは、疲労回復に効果があることが知られています。しかし、レモンの素晴らしさはそれだけではないのです。レモンには「エリオシトリン」と呼ばれるポリフェノールの一種が含まれています。これが活性酸素の消去や過酸化脂質の生成抑制に強力な作用を持ち、ＬＤＬコレステロールの酸化を防ぎ、動脈硬化の予防に働きます。抗酸化作用は、当然抗がん作用につながります。

さらにクエン酸は、疲労回復に役立つだけではなく、カルシウムや鉄などそのままでは体に吸収されにくいミネラルを包み込んで、吸収されやすい形に変えてくれます（これをキレート作用といいます）。そのため、カルシウムや鉄の吸収がよくなるのです。

私は、こうしたレモンの成分を安全な形で得るために、わが家にレモンの木を二十本植えました。しかし、植物を育てるのは素人ですし、気候的にも無理があるらしく、一本の樹に年に二～三個、実をつけさせるのがやっとです。それでも、わが家の庭で熟したレモンはことのほかジューシーで、さわやかな味覚を楽しんでいます。

もちろん無農薬なので皮も捨てずに、レモンピール（乾燥したレモンの皮のハチミツ漬）にしています。強い抗酸化力をもつエリオシトリンは、じつは皮の方に果肉の十倍も多く含まれているのです。皆さんも、無農薬のレモンを見つけて、レモンピールやマーマレードなどにして食べてください。

この他、食べ物ではありませんが、がん患者さんに勧めているのが、ビール酵母（エビオス）です。エビオスは、昭和五年に発売された医薬部外品です。

酵母というのは、アミノ酸組成からみると動物性タンパクと植物性タンパクの中間的な位置にあります。四足歩行の動物のタンパクほど害がなく、植物性タンパクよりはアミノ酸組成が動物性に近いのでバランスがいい。消化にすぐれ、かつ動物性タンパクのように腸内バランスを悪くしたり、がんを発生させる方向に働く心配がありません。

食事療法をしている方は、動物性タンパクが厳しく制限されていますから、ビール酵母をとってアミノ酸を補給するとよいです。人体に必要な必須アミノ酸が全て含まれています。食事療法を行っている方には、一日に二〇錠の服用を勧めています。

❼食用油はオリーブオイルやゴマ油を利用して

○n－6系は控えてn－3系の脂肪を中心に

すこし前まで、「動物性脂肪は体に悪いけれど、植物性脂肪なら大丈夫、だからリノール酸は体にいい」という見方がありましたが、今となっては、まったく間違った考えだということになっています。

現在、脂肪は「飽和脂肪酸」と「不飽和脂肪酸」とに分類されています。不飽和脂肪酸は分子に二重結合を含む脂肪酸のことですが、同じ脂肪でも体内での働き方は違います。

動物性脂肪に多いのは飽和脂肪酸です。ラードやヘッドのように、常温で固まるのが特徴です。このタイプの脂肪が、悪玉コレステロールを増やして動脈硬化を促進するなど、さまざまな害を及ぼすことは前章でお話ししたとおりです。

一方、不飽和脂肪酸は、魚の油や植物性脂肪に多く含まれ、常温では液体なのが特徴です。これも二重結合の数や部位によって、①一価の不飽和脂肪酸、②n－3系の不飽和脂肪酸、③n－6系の不飽和脂肪酸の三つに分けられています。

この三種類の不飽和脂肪酸は、それぞれに違う特徴をもっています。

①の一価の不飽和脂肪酸が多いのは、オリーブオイルや菜種油、ゴマ油、亜麻仁油などです。

②のn－3系の脂肪酸は、魚の油や亜麻仁油、シソ油、エゴマ油などに多く、最近は悪玉コレステロールを減らして、血液をサラサラにする脂肪としても注目されています。

③のn‐6系の脂肪酸の代表が冒頭にあげたリノール酸ですが、コーン油や綿実油、ひまわり油、古いタイプのサフラワー油などに多く含まれています。

これら三種類の脂肪をバランスよくとるのが理想ですが、現代の食生活ではどうしても③のn‐6系の脂肪酸が多くなってしまいます。スナック菓子やインスタント食品、レトルト食品やお惣菜、外食などに使われている油にn‐6系が多いからです。n‐6系のリノール酸も必須脂肪酸のひとつですから、摂取する必要はあるのですが、多くとりすぎると善玉コレステロールまで減らしたり、がんなどの原因にもなると指摘されています。

では、どんなことに気をつけたらよいのでしょう?

バランスよく不飽和脂肪酸をとるためには、③のn‐6系の脂肪酸を控えて、①の一価不飽和脂肪酸や、②のn‐3系の脂肪酸を意識して、とる必要があるのです。ただしとる必要があるといっても、現代人はただでさえ脂肪はとりすぎていますので、量を少なめにすることを忘れずに。

とくに、がんの患者さんには②のn‐3系の油――シソ油やエゴマ油、亜麻仁油などを利用することをお勧めします。n‐3系の脂肪には、免疫の調整作用があります。

n‐3系の油は熱を加えると酸化しやすいので、炒めものや揚げ物に使うより、そのままの形で、ドレッシングやマリネなどに使うようにしましょう。加熱用には、酸化に強い、オリーブオイルやゴマ油（これらは①の一価不飽和脂肪酸のグループ）を使ってください。

「トランス脂肪酸」を避けるために

さらに、ここで触れておきたいのが、最近、報道などで話題を集めている「トランス脂肪酸」のことです。天然の植物油にはほとんど含まれていません。しかし、不飽和脂肪酸に水素を加えると、飽和脂肪酸になって固まります。この時、飽和脂肪酸にならなかった一部の不飽和脂肪酸を「トランス脂肪酸」と呼んでいます。

このトランス脂肪酸が動脈硬化を促進し、心筋梗塞を増やすこと、アレルギーや認知症を促進するというデータが発表され、欧米では大きな注目を集めました。調理による加熱で過酸化脂質が発生するという説もあり、がんとの関係も濃厚に疑われています。

トランス脂肪酸は、マーガリンやショートニング、これらを使ったスナック菓子、ビスケットやクッキー、食パンなど多くの加工食品に含まれています。プロセスチーズにも含まれています。非常に広範囲にわたって、とくに油を使った市販商品に含まれている可能性が高いといえます。

欧米ではすでにトランス脂肪酸の含有量を制限したり、メーカーが自主規制に動いています。欧米に比べれば、日本人がトランス脂肪酸をとる割合はまだ少ないと言われていますが、体内に毒をなるだけいれない、というのは食事療法の基本中の基本。がんの患者さんには、トランス脂肪酸をできるだけ避けてほしいと思います。

市販の食パンにマーガリンを塗って食べるのは避けてほしい。チーズも食べるならば、プロセスチーズではなく、質のよいナチュラルチーズなどを選ぶことをお勧めします。甘いものについては、「程度問題」とお答えしています。あんこを使う和菓子などは、小豆が原料ですが、砂糖が上白糖でないか気になります。さらに、ケーキなど洋菓子をお勧めしないのも、使用されている脂肪・油が問題だからです。コーヒー・紅茶は、とくに制限していません。

❽飲み水は自然水に

水は、心不全や腎不全で水分制限がない限り、少なくとも一日に一リットルは摂取する必要があります。

しかし、問題はその質です。最近は日本でも、ペットボトルのお茶やコーヒーが増えてきましたが、あまり感心しません。いつでも水分補給ができる点はよいのですが、ペットボトルにしても缶にしても、保存期間に成分の変性をみるからです。

ならば、水道の水がよいか、というとこれもノーです。日本の水道水は、大腸菌などの雑菌が少ないという点では評価されますが、活性酸素が多く含まれています。活性酸素は動脈硬化や老化を促進し、免疫力を低下させ、発がん性を高めます。また、水道水に含まれるフッ素や殺菌のために使われる塩素も毒物です。最近減ったとはいえ、まだ鉛の水道管もかなり残っています。この管から溶けだす鉛成分も問題です。

こうした点をかんがみると、たとえば小・中学生が運動したあと、校庭の水のみ場で水道水をじゃぶじゃぶ飲んだとしても若い人は代謝がいいので許容されます。ですが、代謝が悪くなりがちな高齢者や、がんの人は水道水は飲むべきではありません。

では、どんな水ならばよいのかというと、私が勧めているのは「自然水」です。自然水にも、活性酸素は少し含まれていますが、水道水よりはおすすめです。近くに自然水を汲める環境にあるならばいいのですが、ふつうは購入することになると思います。

水の種類には、

①ナチュラルウォーター
特定の水源から採取された地下水を濾過、加熱殺菌したもの。

②ナチュラルミネラルウォーター
天然のミネラルが溶け込んだ地下水で、加熱殺菌されていないもの。

③ミネラルウォーター
複数のナチュラルミネラルウォーターを混ぜたり、ミネラル成分を調整したもので、濾過、加熱殺菌されているもの。

④ボトルドウォーター
蒸留水など地下水以外の水を原料として、殺菌したもの。

の四種類があります。このうち、高齢者やがんの人に向くのは、加熱殺菌処理をしていない②のナチュラルミネラルウォーターです。これは、農林水産省が定めた基準で市販のボトルにも、どのタイプの自然水か表示されていますから、必ず確かめて入手するようにしてください。

飲み方としては、緑茶を利用しましょう。食事療法をしている人は、大量の野菜ジュースをとるのであまり喉は渇《かわ》かないかもしれませんが、欲しくなった時は緑茶がお勧めです。緑茶に関しては、食中毒の予防やインフルエンザの予防効果が報告されている他、緑茶を一日十杯以上飲む人には、がんが少ないこともわかっています。

そして最後に、食事療法と同時に、断酒・禁煙を実行してください。少なくとも、最初の半年、体質改善にもっとも重要で食事療法も徹底して行うべき最初の半年の間は、お酒もきれいに絶ち、タバコもやめてください。

コラム2　医科栄養学の充実を

がんは、糖尿病や心臓病などと同じく、生活スタイルが病気の発症に深くかかわる「生活習慣病」です。近年は高血圧や高脂血症、内臓肥満など、摂取栄養分の代謝異常である「メタボリック・シンドローム」が社会問題になっていますが、これら二十一世紀の現代病というべき病気を予防するためには、栄養指導が不可欠です。

アメリカでは、一九七七年の「マクガバン・レポート」の調査結果をもとに、政府策定の「フード・ファイト」（一九八〇）や「デザイナー・フーズ計画」（一九九〇）など全国規模の栄養指導を展開し、国民の啓蒙につとめたことは第一章で述べました。

その成果が、一九九二年からのがん死亡率、年平均一・一％減少につながった。しかし以前は、アメリカでも栄養学はあまり重要視されていませんでした。食事と生活習慣病の因果関係が明らかになって、医師を養成する大学で栄養学を教育する試みが始まりました。

一九八五年には米国国立科学アカデミーから、医学部教育において、最低二十五時間の臨床栄養教育を行う必要があるという勧告が出されました。九四年には、医学生協会の方から独自の医科栄養学のカリキュラムを提案され、九八年「医科栄養学教育プログラム」という五年単位のプロジェクトが予算化され、アメリカ国立衛生研究所（ＮＩＨ）と国立心臓・肺・血液研究所からの委嘱で、ペンシルヴァニア大など十大学の医学部で開始されました。

二〇〇〇年からはハーバード大学、スタンフォード大学など十一の大学が、年間三十〜四十時間におよぶ医科栄養学の授業を行っていますが、カリキュラムの内容を見ると、栄養学の基礎、人間のライフスパンを通じての影響因子、心・血管系、内分泌・代謝系、栄養サポート方法など、臨床の現場で活きる教育を施しています。

さらに各大学でも、「予防医学の栄養（テキサス大）」、「患者への栄養物投与法の研究（シアトル・ワシントン州立大）」など、大学ごとに独自のカリキュラム作りが進み、その流れは全米百二十八の医科大学に波及しつつあります。今では、アメリカの多くの医科大学に栄養学を学ぶコースが設けられ、六年間のうち三十時間程度の医科栄養学教育が行われています。

一方、日本では、二〇〇四年に日本医大の折茂英生教授（生化学）らが医学部を対象に行ったアンケート調査があります。回答した五十七校のうち十四校が一〜二時間以上の栄養学教育を行っている（そのうち五時間以上が八校）。日本医大では、二年次に六時間の授業を受けているということで、医学を学ぶ学生の八割以上が医科栄養学の重要性を認識しているという結果が出ています。

戦争の時代には、健康な国民と強大な軍隊の創設を目指して栄養政策が打ち立てられ、大戦前後の物資窮乏の折には、栄養改善の工夫が求められた。また、終戦後は国民の栄養失調の改善が問題となったため、多くの医科大学に栄養学教室が設置されていましたが、栄養不足の問題が解決するにつれ廃止された。一九八〇年代に入って「飽食」を迎え、栄養過剰や肥満による生活習慣病が社会問題化してからも、ほとんど復活されることなく現在に至っています。

現在でも、栄養学を体系的に教育している医学部はほとんどなく、六年間のカリキュラムのうち、栄養学の授業は四〜六時間という大学が多い。これではがんを始め、多くの病気が食べ物と密接な関係があるといっても、患者に適切な食事指導をすることはとてもできる状態ではないでしょう。

アメリカの大学で、なぜ、かくも速やかに医科栄養学が広まったか。その背景には、国の指針が関わっています。生活習慣病が増え続ければ、医療費も膨大なものになり、やがては国の財政をも圧迫するであろう。それを未然に防ごうと決めたらすぐ、そうした栄養学の講座に補助金がつきます。日本では遺伝子など、先端医療技術の研究に資金は出ても、もっとも身近な栄養学には、充分な資金が投入されていないのが現状です。

戦後まもなくの頃、国民の栄養不足が社会問題であったように、二十一世紀の難病ともいうべきは、代謝異常に端を発する生活習慣病やメタボリック・シンドロームです。それを予防するためにも、栄養・代謝学を体系的に学んだ医師を臨床の現場に増やすこと、これが急務であり、この状態が改善しなければ、がん治療の分野においても、現代医療と食事療法という体の内と外からがんを叩くことは難しいと思うのです。

第五章

済陽式食事療法の進め方と効果

I　済陽式食事療法の進め方

○いつから食事療法を始めるか

食事療法は、いつから始めればよいのか、どのくらいの時期までに始めれば間に合うのか、また入院中はどうすればよいのかなど、置かれた状況によって戸惑う方も多いと思います。

まずがんの進行度について、説明します。

がんの進行度の定義は、がんの種類によって違います。たとえば「大腸がん」の場合、がんは腸壁の粘膜から発生します。この粘膜内にがんがとどまっている間を「0期」、もう少し深くがんが食い込んではいるが、リンパ節に転移がない状態を「1期」と呼んでいます。

ここまでがいわゆる早期がんです。これ以上進行して、リンパ節転移はなくてもがんが腸壁に深く食い込み、腸の外に飛び出している状態が「2期」です。リンパ節に転移するようになると「3期」、さらに、肝臓や肺など他の臓器に転移するようになると、「4期」になります。

「胃がん」の場合は、胃の近くのリンパ節に転移があっても、がんが粘膜内にとどまっていれば「1期」としています。

同じ消化器系のがんでもこうした違いがあるのですが、基本的には粘膜内にとどまるがんや小さながんのことを、「早期がん」と呼んでいます。早期がんは、ほぼ治るがんと言い換えられます。これに対して、リンパ節に転移するようになったがんは「進行がん」と考えていいでしょう。

どのがんでも、4期になると、がんは血液やリンパ管に入って全身に散らばります。遠くの臓器にも転移したり、病巣から破れ出して、肋膜や腹膜に拡がると、手術でがんを全て切除することは不可能です。通常は、全身的な治療法である化学療法の適応になりますが、血液がんなど一部のがんをのぞいて、4期のがんを抗がん剤で完全に治すことは、いまの医学では困難です。

この現代医学において、「完治させることは難しいけれど、末期とは言えない状態」を私は「晩期がん」と呼んでいます。

治療する手だてがないので、ホスピス病棟に入るよう勧められて、私の病院に駆け込んで来る人もいます。しかし、こうした患者さんでも食事療法でがんが消えているのです。

たとえば、Nさん（五十五歳）は、十年前に乳がんの温存手術を受けていました。乳がんは進行が遅いがんではありますが、十年経っていたのでご本人も安心していたと思います。ところが、しつこい咳が止まらず、検査を受けたところ、がんは肺、背骨、脳、頭蓋骨と全身に転移していたのです。検査を受けた病院では、担当医からホスピスを紹介されました。つまり、もう「末期に近い」という診断だったのです。

しかし、Nさんはそこで諦めずに私の病院をたずねてくれました。二〇〇六年十月のことです。そこで私は、頭蓋骨のがんは削り取り、脳に転移したがんはガンマナイフ（一点に放射線を集束させて、ナイフで切るようにがんを殺す放射線治療法）で何回かに分けて治療するなど、現代医学の治療を行いながら、それと並行して徹底した食事療法を行うことを勧めました。その結果、一年半後にがんが縮小し、二年後の二〇〇八年十二月には転移したがんが全て消えてしまったのです。

こうした例も決して少なくないので、がんを「末期」と決めつけること自体が難しいのではないかと、私は考えています。

進行がんとわかったらすぐに始める

基本的には「進行がん」であるとわかったら、すぐに食事療法を始めてください。そしてこの時、現代医学の治療を中止せずに、続けて治療を受けながら食事療法を行うことです。第二章でも申しましたが、現代医療でがんの勢いをそぎおとしながら、食事療法で内側からがんを叩いていくというのが私の考え方です。

とくに4期、つまり「晩期がん」と診断されたら、ただちに専門医に相談して徹底した食事療法を始めることが大切です。4期の場合、抗がん剤による化学療法を受けることが多くなりますが、「強力な抗がん剤を徹底的に使って、体はボロボロになってしまった、それなのにがんが治りません。食事療法をこれから始められないでしょうか」と言われても、この時点では患者さんの免疫の力は相当に落ちこんでいます。

ここから食事療法で免疫力をひきあげるのは、かなり難しくなりますし、たとえ徹底した食事療法を行ったとしても、期待するような効果が出ないことが多いのです。したがって、現代医療との組み合わせや、どんな治療法を行っていくかということも含めて、食事療法をきちんと理解している医師に相談し、食事療法の専門家の指導のもとに徹底した食事療法を始めるべきです。

他の臓器に遠隔転移があったり、がんが再発すると、現代医学ではかなり治療が難しくなるのがふつうです。Nさんのようにホスピスを勧められたり、積極的な治療は行わずに、痛みをやわらげるための緩和医療を勧められる人も出てくると思います。あるいは、自宅に帰って訪問医療を受ける人もいるでしょう。

しかし、ここで諦めることはないのです。晩期がんや進行がんでも、私の患者さんの六割以上の方たちが食事療法でがんが小さくなったり、免疫の力でがんが抑え込まれて改善しています。

進行がんになったら一刻も早く、適切な指導のもと、徹底した食事療法を始めてください。とくに晩期がんの人にとって、「食事療法はがんを消滅させる唯一の道」だと私は思います。

○どのくらいの期間、食事療法を続ければよいのか

牛肉や豚肉は一切食べない、野菜や果物のジュースを毎日一・五リットルも飲み、料理

はほとんど塩気のないものばかり……。治療のためとはいえ、食事療法を始めた最初というのは、かなり辛い思いをされることがあると思います。ほかの家族が食べている肉料理がうらやましかったり、働いていて、会社でのお付き合いや外食をせざるを得ない場合には、とまどう場面も数多くあるでしょう。

しかし見ていますと、患者さんの多くが、食事療法の内容にしだいに慣れていくようです。食事療法を始めたら、野菜それぞれの本来の味がわかるようになったという方もいます。周囲に事情をうちあけて、野菜と果物のお弁当を広げ、お付き合いの時もサラダやお茶で乗り切ったという人もいます。

何より、この「食事でがんを治すのだ」という強い気持ちが食事療法を継続させ、結果を出すための支えになるのです。

済陽式食事療法は、少なくとも最初の半年から一年は、前述の八項目を厳守した徹底的な食事療法を行いますが、がんが消えれば、少しずつ段階的に食事療法をゆるめていく、ということを原則にしています。半年というのは、食事療法で体質が変わり、免疫が向上してがんを消去する自然治癒力が出てくるまで、という意味です。そのあとは、週に一度ぐらいお肉を少し食べてみたり、少し塩気のあるものを食べてみる、玄米食や胚芽米から一日一回は白米にするなど、様子を見ながら段階的に食事療法をゆるめていきます。

ただし、野菜ジュースやハチミツレモン、キノコ類や海藻を多めにとること、朝食か昼食にヨーグルトを食べるなど、それほど負担なく実行できることは続けましょう。半年から一年、厳しい食事療法を行っているうちに、味覚や体が求めるものもおのずと変わってきます。何が体に必要で何が体に悪いのか、体でわかるようになるにつれ、食材の選び方も身についていきます。多少ゆるめたからといって、がんになる前の食事に逆戻りということはまずないはずです。

ただしその間も、定期的な検診は怠らず、必ず受け続けてください。わずかでも再発の気配があったら、すぐに食事療法を元の厳しい設定に戻す、これも済陽式食事療法の原則です。

がんが消えても、定期検診をさぼらない

くれぐれも注意していただきたいのは、勝手に食事療法を中断しないことです。最初は、みなさん一生懸命、食事療法に励まれるのですが、がんが消えると油断して、自己判断で

食事療法の手をゆるめてしまうことが間々あるのです。とくにお正月やお盆、誕生日やパーティなど、みんなで楽しく会食する機会は要注意です。

私の患者さんにも、こんな例がありました。Kさんは、食道がんの治療で有名な専門病院に入院し、シスプラチンという強力な抗がん剤で治療を受けました。食道がんは早期ならば、放射線と抗がん剤の組み合わせで治療できますが、Kさんのがんはすでにこうした併用療法も、手術もできない状態でした。

シスプラチンには腎毒性があります。やがて腎不全を併発し、打つ手なしと緩和ケアに入ったところで、当時私の勤務していた病院を紹介されてきたのです。

食事療法を始めるためには、まず腎不全を治さなくてはなりません。点滴と利尿剤でどんどん排尿させ、洗い流すように抗がん剤を排泄させせました。こうして腎不全が回復したところで、徹底した食事療法を開始。うまく食事療法が効いて病巣がかなり縮小したので、二か月後に自宅療養としました。

思えば、その時期が少し早かったのかもしれません。

Kさんは元来、大の酒好きでした。翌年の正月、もういいだろうと勝手に自己判断して、マグロのトロをつまみに熱燗を飲んだことをきっかけに、食事療法をやめてしまったのです。そのため、再びがんが勢いを盛り返して再発し、四か月後に亡くなりました。

いま思い返しても、悔やんでも悔やみ切れないケースです。私自身の指導能力の不足を深く反省したできごとでした。

がんが消えても油断せずに定期検診を受け続ける、少しでも再発の気配があったら、徹底した食事療法に戻す、このことはぜひ覚えておいてください。

○食材は無農薬が理想、でも食べすぎない

食事療法は、野菜や果物など食材の力を使って、体を変えていく治療法です。したがって、その源である材料は無害でなければなりません。農薬や殺虫剤、防腐剤、酸化防止剤など、体に害のあるものが含まれていたのでは、意味をなさないのです。

農薬では、虫が死にます。微量とはいえ、毒が毎日いろいろな食品から体に入ることが、健康にいいはずがありません。ほとんどの病気は、栄養不足か毒物の取り込みによって起こります。

体のどこかにその成分が残って、代謝障害が起こるのでしょう。農薬や添加物まみれの野菜を食べて食事療法をしても、思ったような効果が出るはずはありません。植物には元

来、病気や害虫と対抗して自らを守る成分が含まれています。こうした自然の摂理をとりこんでがんに負けない体をつくりましょう。

その意味で、理想的なのは「無農薬野菜」です。全てを無農薬にすることは難しいとしても、低農薬の野菜や加工食品を選んでください。私自身も全部ではありませんが、オーガニック食材を配送してもらったり、ジャガイモやキュウリ、ユズ、カリン、レモンなど一部の食材は自分で作っています。また、低農薬、有機栽培の表示があっても、原産地はどこか、どういう育て方をされて、どこで加工したのか、もチェックのポイントとなります。

近頃くりかえし問題になっている食品偽装の問題、農薬や添加物に対する警戒感は日本だけでなく、世界中で高まっています。南フランスのアルルに近い小さな村では、毎年一・一％ずつ子供のがんが増えているという現状に対して、給食をオーガニック化する試みで対抗していますし（仏ドキュメンタリー映画『未来の食卓』）、カリフォルニア大のサンフランシスコ病院で行われている前立腺がんの栄養指導でも、「野菜はよく洗って」（言うまでもなく、農薬を落とす意味があります）、「中国野菜は注意して」とはっきり言っていました。

食べすぎもがんの原因に

残念なことに、いまの日本の野菜の栄養成分を見ると、終戦直後の野菜の三分の一ぐらいしか力がありません。それだけミネラルやビタミンなどの含有量が少ないのです。これからは、契約農家で、有機栽培で作った野菜の供給をもっと増やしていくべきだと思います。

「毒物を体に入れない」という意味において、がんの患者さんは水道水を飲んではいけません。ミネラルの豊富な自然水を飲んでください（一五二ページ、八原則❽「自然水」の項参照）。

次に、食事の量ですが、私の恩師である中山恒明先生は、私たち若い医師たちに、「食べるな、やせろ。医者が病気になったら患者を助けられない」

というのが口癖でした。メタボリック・シンドロームの害は言うまでもありませんが、摂取したカロリーはその日のうちに使い切るのが原則です。動物実験では、自由に食べている動物より、三割ぐらい摂取カロリーを制限した動物のほうが三〜六割も長生きで、がんも少ないことがわかっています。

私の場合は、がんではないので徹底した食事療法を行っているわけではありませんが、一日の摂取量はだいたい一六〇〇～一八〇〇カロリーです。これでも少ないとは感じません。一日中動き回っているので、毎日の活動の中でちょうど使い切るぐらいの量だと思っています。

食事療法を行っていると、たいてい、肥満の人はまず肥満が解消されて、三～四キロ体重が減り、それからがんが消えていきます。食事療法を実践してカロリー過剰になることはないと思いますが、食べすぎもがんの原因になることを頭に入れておいてください。

II　済陽式食事療法の効果

○晩期がんの六一・五％が改善

ところで、進行がんの人にこの食事療法を行って、実際、どのくらい効果があがっているのでしょうか。皆さん、これが一番気になるところだと思います。

私はこれまで十五年以上にわたって、進行がんや晩期がんの患者さんを中心に食事療法

約10年間における食事療法の治療成績

臓器別症例数		完全治癒	改善	不変	進行	死亡
胃がん	20	2	9		1	8
大腸がん	45	3	22	1	1	18
肝臓がん	4	2	1			1
すい臓がん	11	1	4		2	4
胆道がん	8		3		1	4
食道がん	7	2	2		1	2
前立腺がん	12	4	6			2
乳がん	16	1	9	1	1	4
悪性リンパ腫	9	1	7			1
その他	24	3	14		2	5
総計	156	19	77	2	9	49

平均観察期間2年10か月　筆者自験例、2009

有効率　61.5パーセント

を行ってきましたが、二〇〇九年五月、これまでに食事療法を行った患者さん百五十六人の治療成績を集計してみました（上の表参照）。

百五十六人の内訳は、胃がん二十例、大腸がん四十五例、乳がん十六例、悪性リンパ腫九例、前立腺がん十二例などです。すい臓、胆道、肝臓、食道などのがんも含まれています。

手術後に再発したり、がんが見つかった時にはすでに手術をできなかった患者さんも多く、六十六例には低用量の抗がん剤を投与し、三十四例には放射線治療を実施しています。また肝臓に転移したがんが多発していた症例には、二十四時間肝動脈注入ポート療法を行っています。といってもこれらの治療法は完治を目指しての治療というより、がんの勢いをそぐ姑息《こそく》的な治療（苦痛を軽減したり、一時的な症状の緩和を目的とする）として行われたものです。

こうした患者さんたちに食事療法を行ってもらい、その効果をみました。その結果、生存している人が百七例で全体の六八・六％、残念ながら亡くなった人が四十九例で三一・四％でした。

がんに対する効果については、肉眼でみてがんが消えた状態である「完全治癒」に入った人が十九例、「改善」（がんの大きさが半分以下になり、その状態が四週間以上持続すること）と判断された人が七十七例にのぼりました。そのほか、変化がなかった人が二例、がんが進行した人が九例です。この結果、奏功率は六一・五％（完全寛解に入った十九例に有効七十七例を足したもの）となりました。平均観察期間は二年十か月です。

つまり、食事療法を行った結果、六割強の患者さんでがんが消えたり、縮小したのです。晩期や進行がんでかなり状態が悪化した人が中心なので、がんの進行度合いを考えると、おそらく現代医療のみ行っている人からみれば、信じがたい数字だと思います。治る確率が高い胃がんでも、４期になると五年生存率は五パーセント内外ですから、およそ信じられない数字なのです。

まだ、観察期間が短いので、今後も注意深く観察を続けていかなくてはなりませんが、奏功率を何とか七割に乗せていきたいと思っています。それが、当面の努力目標です。

○残り四割に効果がなかったのはなぜか

では、残り四割の患者さんで、がんが縮小することもなく、食事療法の効果が現れなかったのはなぜでしょうか。これは治療する私にとっても、食事療法の効果を上げていくために、非常に重要な問題です。

原因を調べていくうちに、いくつかの理由があがってきました。

・免疫が向上しない

食事療法が効果を表さないということは、がんをたたく免疫力が十分に増強されなかったということです。食事療法を行うと、リンパ球（白血球の一種。免疫機能を担当する）

〈食事療法＋放射線治療〉で乳がんが完治した例

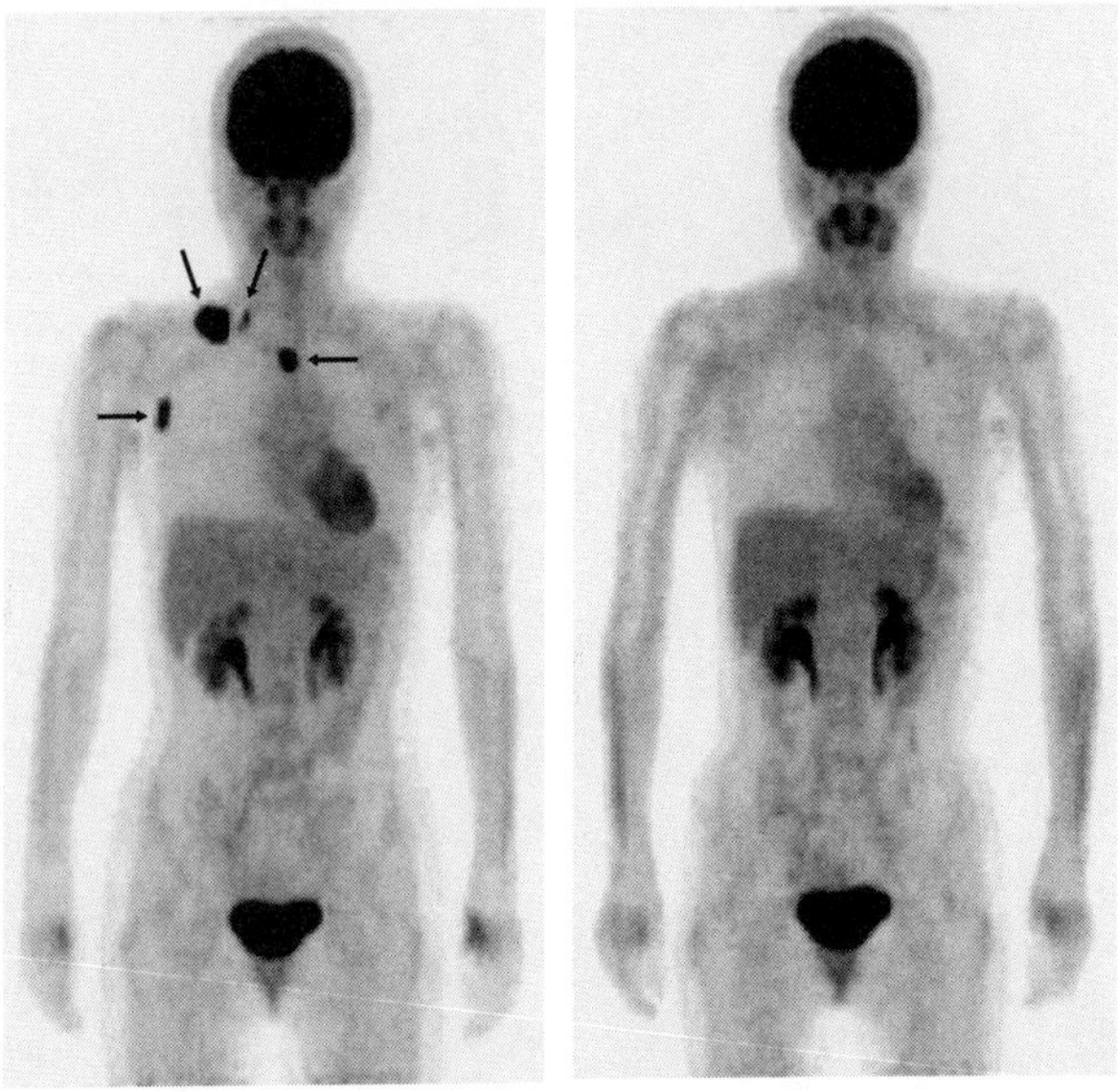

2009 年 4 月 21 日　　　2009 年 9 月 8 日

(41 歳　右乳がん術後、6 年目再発例)
右鎖骨上、頸部、胸骨部、右腋窩リンパ節などに全身転移をきたしていたが（左図)、5 か月間の食事療法と鎖骨上リンパ節への放射線照射により、すべて治癒した。

西台クリニック資料

が増えて、免疫力が増すのですが、食事療法を始める前に、大量の抗がん剤を使ったり、強力な抗がん剤を徹底的に使ってしまうと、免疫細胞をつくりだす大本である骨髄がダメージを受けてしまいます。そのためいくら食事療法を行っても、リンパ球やナチュラルキラー細胞が増えてこないのです。

実際、リンパ球の数を調べると、食事療法を開始後、まもなくリンパ球が上がってくる人と、一向に変化しない人とがいます。

これまでの経験からみて、がん治療後も血液一立方ミリメートルあたりの白血球が三〇〇〇個以上、リンパ球が一〇〇〇個以上あれば、何とか食事療法でリンパ球を増やし、免疫を増強することができます。ということは、この段階までに食事療法を開始することが必要です。

治療効果をあげる意味でも、現代医学、とくに化学療法との兼ね合いは重要です。これに関しては次章でまた詳しくお話しします。

・腸閉塞、腹水・胸水の貯留

たとえば「大腸がん」の場合、がんが大きくなって腸管をふさぎ、不運にも腸閉塞を起

食事療法の効果

（60歳・男性　S字結腸がん術後、肝多発転移）

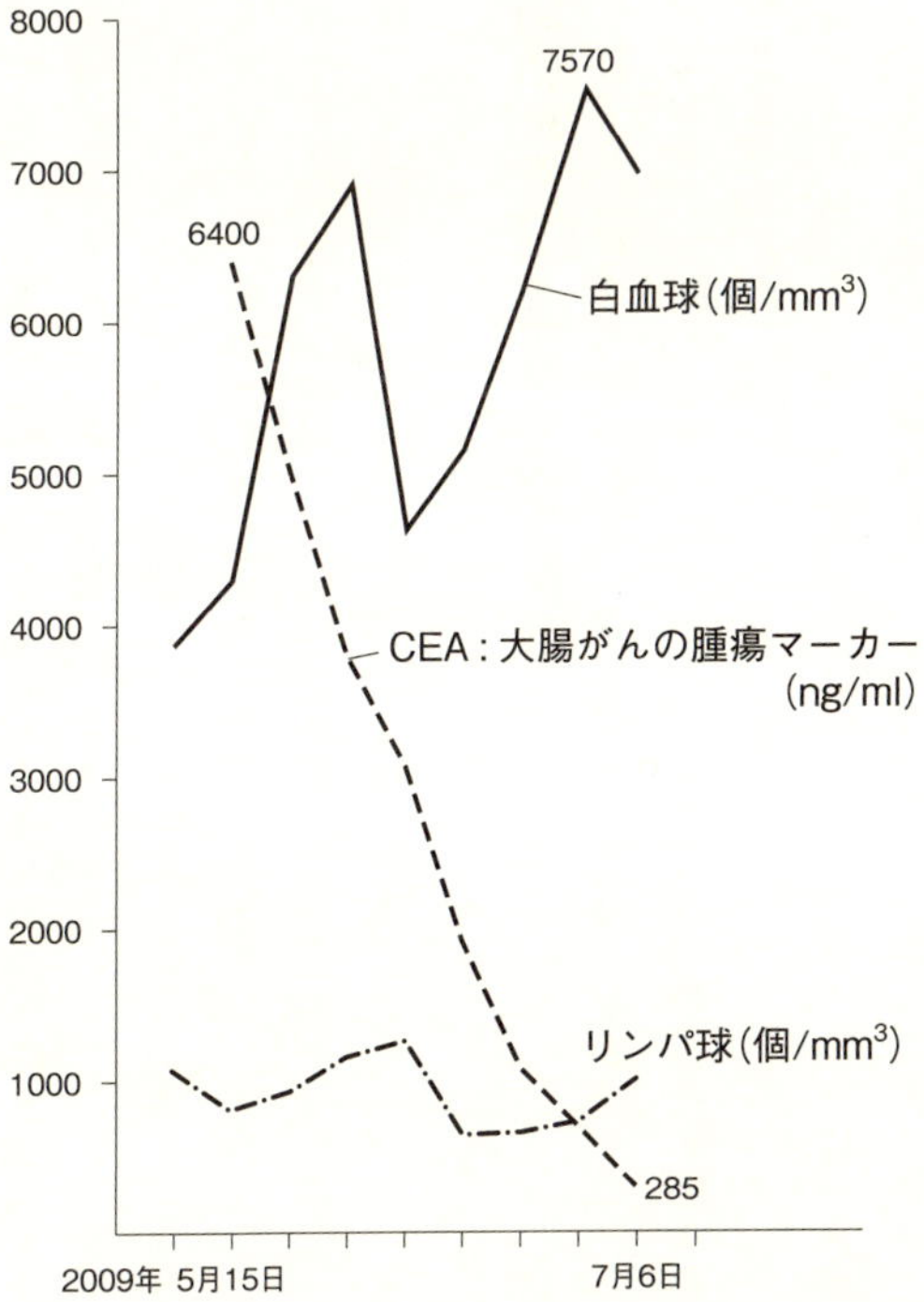

食事療法とマイルドな抗がん剤治療（肝動注ポート療法）を行ったところ、2か月で、腫瘍マーカーが6400から285まで減少し、白血球が7000台まで回復して免疫力が向上した。途中で白血球が減っているのは、抗がん剤の影響と考えられる。リンパ球数はほぼ1000個を維持。

三愛病院資料

こすことがあります。また、がんが進行すると、お腹や胸に水が溜まってくることが少なくありません。この腹水や胸水の中にはがん細胞がたくさん潜んでおり、この状態そのものが「晩期がん」であることを示しています。

残念ながら、腸閉塞になると物理的に食事をとることが難しくなりますし、腹水や胸水がたまると苦しくて食事がとれなくなります。腸閉塞は、場合によって手術で改善することもありますが、食事が満足にとれない状態では、食事療法をルールどおりに実施することは困難です。

・自己判断による食事療法の中断

厳密な食事療法を行っていると、半年ぐらいでがんが小さくなったり、消滅します。けれども、この時、油断してはいけません。ここで食事療法を中断すれば、まず間違いなく再発すると思ってください。

お正月にマグロのトロで連日お酒を飲んだことをきっかけに、食事療法の効果が薄れ、せっかく消えた食道がんが再発して亡くなった患者さんの例を先ほどお話ししましたが、こうした例はこの方だけというわけではありません。

私が診たなかに、大腸がんが肝臓に転移して、肝動注ポート療法を併用して肝臓のがんをつぶしながら、食事療法に挑んだ患者さんがいました。この方も、肉食は一切しないで、禁酒、禁煙、毎日果物を食べて大量の野菜ジュースを飲み、朝はヨーグルトにハチミツと、しっかり食事療法を実行しておられました。その甲斐あって、がんは消滅。兄弟のいるアメリカに旅行したいと希望されました。

私は十日間ならば、という限定付きで旅行を許可したのですが、がんが消えた解放感もあって、楽しかったのでしょう。結局、一か月半アメリカに滞在されました。旅先しかも海外で何か月も食事療法を続けるというのは、かなり難しいことです。帰国された後、肺転移が出現し、胸水が貯留、九か月後に亡くなりました。

このほか、奥さまの監視の目を盗んでお酒を飲んで、消えていた肝臓がんが再発した人もいます。食事は当然ながら毎日のことです。自分でがんを治すのだという強い自覚は、食事療法を続ける上において、非常に大事なのです。

食事療法が奏功しなかった理由について、三つ挙げてみました。理由はこれだけではないと思いますが、少なくとも、効果が期待できる段階までに食事療法を始めること、そしてがんが消えてきても油断して勝手に中断しない、という点が食事療法の成功に欠かせない条件であることは確かだと思います。

○快眠、快便、運動が免疫を上げるコツ

がんを免疫の力で抑え込むためには、食事療法が一番、効果があります。しかし、これまで世界で行われたさまざまな研究から、食事以外にもがん抑制に効果のある方法が報告されています。がんは生活習慣病ですから、食事療法をより効果的に行うために、こうした知識も日常の生活に生かすといいでしょう。

☆快眠

よく眠り、睡眠時間を十分にとることは、免疫を向上させる基本的な条件です。新潟大学の安保徹教授は、快眠が免疫力を向上させると報告されています。

免疫の働きは、自律神経とも深く係わっています。自律神経には「交感神経」と「副交感神経」があり、日中起きている間はおもに交感神経優位、夜寝ている間は副交感神経が

優位に働きます。交感神経は、「アドレナリン」という神経伝達物質を介して、心臓の拍動を速めたり、血管を収縮させ呼吸数を増やすように作用します。つまり、餌を探したり、敵から身を守ることができるように、体を一種の緊張状態におくのです。

一方、副交感神経は「アセチルコリン」という神経伝達物質を介して、体をリラックスさせます。心臓の拍動は遅くなり、呼吸数も低下し、消化器の働きが促進されます。つまり、エネルギーを蓄積する方向に働きます。

最近、これら自律神経が「免疫」にも影響することがわかってきました。白血球はいわば免疫の主役ですが、おもに「リンパ球」と「顆粒球」とに分けられます。顆粒球は細菌などを処理し、リンパ球はもっと小さなウイルスやがん細胞の処理にあたっています。先ほど、リンパ球の数が十分でないと食事療法の効果もあがらないとお話ししましたね。

交感神経は顆粒球を増やし、副交感神経はリンパ球を増やします。つまり、日中起きている間に、ストレスや緊張などが重なると、交感神経の緊張が高まってどんどん顆粒球が作られるわけです。顆粒球は細菌の処理などの役割を終えると、自らも消えてしまいますが、この時、活性酸素などの毒素を出すのです。活性酸素については第三章でもご説明したとおり、細胞を酸化したり、傷つけて老化やがんを促進する物質です。

よい眠りで免疫力を高める

交感神経と副交感神経がバランスよく働いていればいいのですが、現代人は慢性的に睡眠不足になりがちな生活で、ストレスが多く、常に緊張を強いられるなど、どうしても交感神経緊張型になっています。つまり、活性酸素を作る顆粒球が増えて、がん細胞を処理するリンパ球が少ないということで、こうした環境ががんを発生しやすくしている一因と指摘されています。

安保教授の研究成績には、夜間睡眠中にリンパ球は増加し、日中起きている時間には、逆にリンパ球が減ることが示されています。

したがって、副交感神経が優位になる時間を増やしてリンパ球を増やし、がんに対する免疫力をあげる必要があります。そのために、まず十分な睡眠をとることが大切です。少なくとも九時間は睡眠をとること、できれば日没とともに寝る準備を始めるのが理想的です。熟睡して、心身を休め、副交感神経優位の時間を作ることをお勧めします。

ちなみに、私も夜九時すぎには床に入り、朝は五時すぎに起床して、野菜ジュースを作ります。昼間、よく動いているので自然によく眠れます。

☆快便

便秘をして、宿便を溜めないことは、がん予防、とくに「大腸がん」を防ぐのに大切です。

便の中には、多量の腸内細菌とともに毒素や発がん物質もたくさん含まれています。ウエルシュ菌や大腸菌などの悪玉細菌は、動物性タンパクや動物性脂肪を分解して、発がん物質や老化の促進物質を作ります。悪玉菌は脂肪を分解する胆汁酸を分解して強力な発がん性をもつ二次胆汁酸を作ります。

タンパク質も腸から吸収されますが、その一部も悪玉菌によってアミンという腐敗物質に変換され、これが腸の中で亜硝酸塩と結合するとニトロソアミンができます。これも強力な発がん物質です。

便秘をするということは、こうした発がん物質を腸の中にため込み、腸壁との接触時間を長くするというリスクを意味します。

腸は、免疫細胞が集中する免疫の要《かなめ》でもあります。済陽式食事療法を行っていれば、ヨーグルトで善玉菌が補給され、大量の野菜や果物、大豆などで食物繊維も十分にとれるので、便秘の心配をすることはあまりないと思います。しかしそれでも便秘をした場合は、化学合成した下剤や緩下剤などは使わずに、大建中湯《だいけんちゅうとう》などの漢方薬などを利用するほうがよいでしょう。あるいは、その成分である人参や山椒、生姜などを食物の形で積極的に摂るのもよいと思います。

☆運動と入浴

適度な運動は、がんを防ぐ習慣のひとつとして、アメリカの「がん予防十五か条」にも取り上げられています。これまでの研究では、とくに大腸がんとの関係が深く、よく運動をする人には大腸がんが少ないという報告もあります。

運動は、摂取したエネルギーを使い切るという意味でも重要ですが、同時に血液やリンパの流れをよくする効果もあります。心臓は、体のすみずみまで血液を送り出すのが仕事で、動脈の血管も拡張と収縮を繰り返して、血液の輸送に働いています。

一方、末梢にいった血液を心臓まで戻す時には、筋肉が大事な働きをしています。「マッスルポンプ」といって血液を送るポンプの働きをしているのです。筋肉が運動によって収縮すると、その圧力で静脈の血液が上へ、上へと運ばれていきます。

血行と同時にリンパの流れもよくなるので、免疫系の細胞も活動しやすくなります。さらに、がん細胞を攻撃する「ナチュラルキラー」という免疫細胞の働きを活性化することや、腸の蠕動《ぜんどう》運動を高めてお通じをよくすることも、一因ではないかと言われています。

しかしあまり激しい運動はケガのもとになるだけではなく、活性酸素の産生も増やします。軽いジョギングや水泳、日曜農園などで体を動かすことは、動物としての人間の本性でもあります。適度な運動で、ストレス解消、免疫を活性化してください。

頻繁に入浴する習慣のないフランス人は、寿命が日本人より三年短いといいます。入浴には、体を清潔に保つだけでなく、全身の血液循環を改善してカロリーを消費するなど、さまざまな効果があります。血行がよくなれば、免疫細胞も異物を攻撃しやすいわけですから、免疫の向上にも役立ちます。この入浴の文化も、日本人に受け継がれてきた智恵のひとつと言えるでしょう。

快眠、快便、運動と入浴、これを心掛けて生活してください。

第六章

がん予防から現代医療との併用、再発防止まで

―食事療法活用術―

目的別、食事療法の応用

私を頼って来院される患者さんには、現代医学ではもはや治療の方法がないと言われた「晩期がん」の患者さんや、再発・転移をしてかなり厳しい状態になった方が数多くおられます。

そのため、食事療法も進行がんや晩期がん、あるいは再発の危険が大きい方たちを対象に行うことが多いのですが、済陽式食事療法は「体内で行われる代謝を介して免疫力を増強し、自然治癒力を発揮させてがんを抑止する」食事を追求して、完成したものです。したがって、がんの予防から再発防止、進行がん、晩期がんに至るまで、共通して活用できる食事療法です。がんを抑える、という目的は同じだからです。

ただ、それぞれの局面に応じて大事なポイントがありますので、ここであらためて食事療法の活用のしかたについてお話ししましょう。

現在がんの治療をしていて入院中の方や、化学療法などの現代医療を受けている場合、どのように食事療法を行えばいいのか、迷うことも多いはずです。現代医療を否定するのではなく、各種検査や治療法もとりいれて、がんに対処するのが賢明なやり方だと私は考えます。そのためにも、食事療法を生かす効果的な方法を知っておいていただきたいのです。

○がん予防のための食事療法

これまでドール博士の疫学研究の結果について、何度か触れてきました。ドール博士は「食事で三五％、禁煙で三〇％、がんを防ぐことができる」と、がん予防でもっとも大事なのは「食事」であることを明らかにしています。

では、その具体的な方法は何かといえば、「済陽式食事療法」に集約されています。食事療法で今あるがんを抑え込んだり、消滅させることができるということは、もちろんがん予防にも効果があることを意味しています。毒物を体に入れずに、免疫を増強して自然治癒力を発揮させることができていれば、一日に五〇〇〇個は生まれている「がんの芽」もつぶすことができるからです。

食事療法の八つの原則は、すでにがんがある人にも、がんを予防したいという人にも共通する食事の原則です。

ただし、大きな違いは実行する人の体内にすでにがんがあるか、否かです。すでにがんがある場合は、かなり厳しく食事療法を進めないと、がんの方向に向かってしまった体を引き戻すことはできません。これに対し、がんを防ぎたいという場合は、がんではないのですから、それほど極端な食事療法は必要ありません。むしろ、八つの原則をとりいれた健康的な食生活を考えましょう。

以下、がんを予防したい方のための食事療法のヒントです。

☆塩は一日五グラム以下

無塩にまでする必要はありません。薄味を心掛け、塩分の多い練り物や漬物は控える、汁物は一日に一杯といった注意で、一日の塩分摂取量は五グラム以下に抑えましょう。それでも、日本人の平均的な塩分摂取量が一二グラム前後ですから、半分以下の量です。かなり薄味の減塩食と考えてください。

☆牛肉や豚肉は週に三回まで

がんがある人の場合は、牛肉や豚肉など四足歩行の動物の肉は半年から一年は一切厳禁です。しかし、動物性タンパクは、がんを促進する方向に作用する反面、アミノ酸組成からみても、良質のタンパク源です。毎日肉食ではさすがに困りますが、がん予防のためならば、週に三回までなら、少なめに牛肉や豚肉を食べてもかまいません。そのままステーキなどで食べるよりは、炒めものや煮込み料理など、料理の中に野菜と一緒に混ぜる方が安心です。

☆白米一辺倒はやめる

主食も、毎日玄米や胚芽米である必要はありません。週に一〜二回、玄米か胚芽米を摂る程度でいいと思います。精製した白米や白パンしか食べないという食生活がよくないのです。

八原則のうち、その他の項目に関しては、野菜と果物をたくさん摂り、食事の中心にすることは同じですが、毎日ヨーグルトを食べる、なるべく大豆や豆腐などの大豆加工食品を摂るようにする、キノコや海藻もなるべく毎日の食事に組みこむなど、「毎日これらの食品を、このくらい食べなくてはならない」という考えには捉われずに、済陽式食事療法の考え方を、ふだんの食事にとりいれるという姿勢で取り組んでください。

食材に関しては、無農薬、あるいは低農薬のものを選ぶ、という点は毒を体に入れないという意味で、すでにがんのある人と同じように重要です。

☆早期発見のために検診を受ける

検診も怠らずに受けてください。食事に注意をしても、がんは百パーセント防げるわけではありません。それをカバーするのが検診による早期発見です。

職場で行っている検診や地域の自治体が行う検診を、年に一〜二回は受けるようにしましょう。三年に一度は胃カメラ（胃の内視鏡検査）で検査をし、五年に一度はPET（ポジトロン断層撮影）検診を受けることを習慣にしましょう。

胃カメラで検査をすれば、胃壁のわずかな変化もとらえることができるので、バリウム

▶PET検査の特徴

- ●一度に全身（頭頂～大腿基部）の検査ができる
- ●小さながんの早期発見に役立つ
- ●苦痛や不快感がない
- ●腫瘍の良悪性の判別・悪性度の診断に優れる

PETを中心としたがん検診の発見率
西台クリニック（2000年～2008年）

18人
1,000人中

従来の検診

胃がん	乳がん	肺がん	大腸がん	子宮がん
1.4人	0.9人	0.5人	1.5人	0.67人
1,000人中	1,000人中	1,000人中	1,000人中	1,000人中

1998年厚生労働省調べ

を飲んで行う造影検査では見過ごされるような変化まで、観察することができます。

ＰＥＴ検診は全身をチェックできるのが強みです。すい臓や骨、胆道など、ふつうの検診では検査の対象としていなかったり、発見しにくいがんもあります。ＰＥＴでは、体のどこかにがんがあれば、チェックすることができます。

そのぶん、ＰＥＴ検診ではがんが発見される率も高く、千人に二十人前後の割合でがんと確定診断されています。これは、ふつうの検診の約四倍にあたりますが、ＰＥＴはブドウ糖代謝を指標にがんを見つける検査です。がんは、ふつうの細胞よりブドウ糖の取り込みが多いので、検査前に放射性同位元素で印をつけたブドウ糖を注射して、その集まる部位を画像で診断するのです。

しかし血流の多い脳、腎臓、尿の中に排泄された造影剤（FDG）が集まる膀胱など、部位によってPETでは発見しにくいがんもあります。炎症があっても、がんと区別が難しいこともあります。PET検診さえ受けていれば安心とは考えず、他の検査とPETを組み合わせることが大事です。

禁煙とアルコールを控えることは、がんに限らず病気を防ぐ基本です。済陽式食事療法をとり入れた食生活でがんを防ぎ、万が一の場合に備えて検診を受ける。それが一番効率的に、がんから身を守る方法です。

○がん患者ではない私の食生活

私がどんな食生活をしているのか、興味のある方もいらっしゃると思います。私はがんではありませんので、あくまでも、健康とがん予防を目的にした食事の一例として紹介しましょう。

私は、朝八時から夜八時まで一日の半分を、仕事の時間にあてています。熟睡は免疫を強化する基本なので、早寝早起き、朝は五時すぎに起床し、夜は九時過ぎには床に入るようにしています。「そんな早くに寝られますか？」と聞かれることもありますが、日中、よく動いているので眠れます。寝室のテレビを天井に近い位置に設置していて、ベッドに入って画面をちらちら眺めているうち、すぐ寝入ってしまいます。

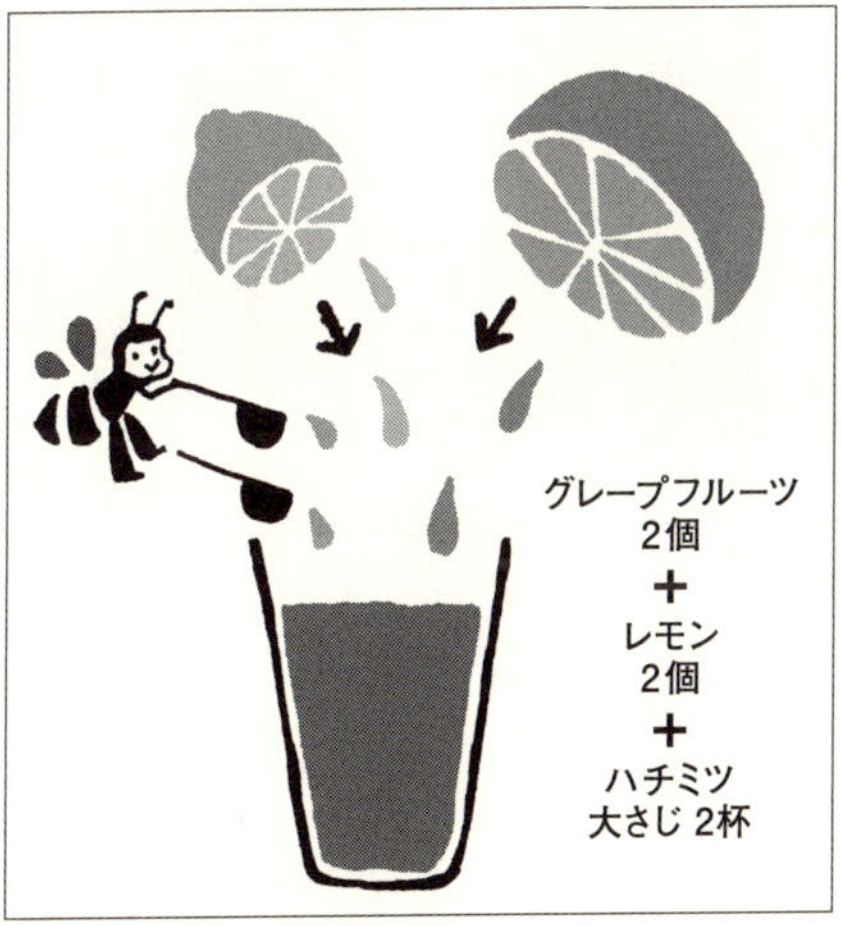
グレープフルーツ
2個
＋
レモン
2個
＋
ハチミツ
大さじ 2杯

済陽式ジュースの基本

　起床後は、緑茶を二～三杯飲みながら新聞に目を通し、家族みんなでジュースを作るのが日課です。グレープフルーツ二個とレモン二個をしぼったジュースに、大さじ二杯のハチミツを加えたジュースが一人分の基本です。

　これに、週に二～三回はキャベツや青菜（大根の葉や小松菜、ほうれん草など）、リンゴ、セロリやパセリなど、新鮮な野菜で作ったジュースを一人二〇〇ccほど加えて飲みます。この野菜ジュースを作るのは、もっぱら私の役目です。

食事は玄米と味噌汁、納豆、漬物、梅干しを基本に、タマネギのスライス、モヤシやキャベツなどの野菜炒めと目玉焼き、それに大根おろしを加えます。大根おろしは、湯飲み茶碗一杯ぶん食べます。味噌汁の具は、キノコや豆腐、貝類、ワカメなどが多いです。

昼食には、リンゴ一個とヨーグルトを五〇〇cc食べます。これだけだとお腹がすくので、三時頃にバナナやオレンジ、パパイヤやマンゴーなどのドライフルーツ、あるいはナッツ類をつまみます。

夜は付き合いがあったり、会食があったりもするので、食事の制限はゆるやかにしています。肉料理は週に一回ぐらいです。お酒が好きなので、晩酌は少しですが毎晩。つまみは、野菜の浅漬けやザーサイ、枝豆、ナッツ類、スルメなどの魚介類といったところです。

ただし、アルコールはがんの患者さんには絶対いけません。肝臓はアルコールのみならず脂肪やタンパクを代謝し、毒物を無毒化する化学工場でもあります。アルコールをとると、その処理に追われて、他の栄養素の代謝や解毒が後回しにされてしまうのです。飲んだ翌日、γ《ガンマ》GTP（肝臓の働きをみる指標）の値がはね上がったりすることもあるように、アルコールは肝臓そのものに傷害を与えます。

食事は基本的に薄味で、昼食に塩分はありません。お刺し身や焼き魚など、つけ醤油が欲しい時には、減塩醤油をさらにお酢で半分に割った酢醤油を少しだけ使っています。

裸眼の視力は一・〇

余談になりますが、おかげで目はいいのです。外科医にとって目は命。五十代に入った頃、眼精疲労がひどくて、いろいろ聞いたり調べたこともあります。多くの先輩が塩分制限がよい、という意見でした。それがきっかけで、昼食にヨーグルトも摂るようになりました。おかげで、私の視力が六十代半ばになったいまも、両眼とも一・〇で老眼鏡も必要ないのは、この食生活のおかげだと思います。

野菜や果物でカリウムを豊富にとっていることと、塩分の少ない食事は目にもいいからです。角膜は目を保護すると同時に、光を屈折する働きをしています。その表面にある角膜上皮細胞の中には、ふつうの人はカリウムが五・一mEq《メック》ぐらい含まれています。ところが、白内障になると〇・六と、八分の一から九分の一まで減ってしまう。逆に、ナトリウムはふつうの人が五・五であるのに対し、白内障の人は二・二倍の一二・〇。これは食事療法で紹介したゲルソンも承知していたことですが、第二次世界大戦前のドイツ医学が、いかに高いレベルを有していたかわかります。

白内障じたいは水晶体が白濁する病気ですが、角膜でカリウムとナトリウムのバランスに異常が生じていることがわかっています。塩分が多くカリウムが少ない食事は、このアンバランスを助長することになります。ナトリウムとカリウムの「ミネラル・バランス」は、がんの抑止に非常に重要なことは前にお話ししましたが、高血圧と動脈硬化の予防、そして目の老化防止にも大切なのです。

ストレスが免疫を低下させてがんを発生させたり、健康を損なう原因になることは、皆さんご存知のとおりです。

私の場合、かなり多忙に過ごしているので、「ストレスが溜まりませんか？」と聞かれることがあります。しかし、私にとって仕事はストレスではなく、喜びです。どうすれば、目の前の患者さんを救うことができるか、診察しながら、その患者さんに一番合った方法を考えることは、私の生き甲斐です。がんが消えた時には、患者さんと一緒に心から喜びが湧いてきます。

ですから、いくら忙しくても、患者さんを診察し治療にあたることは、少しもストレスではないのです。食事療法と精神的に充実した生活、これが私の健康とエネルギーの源なのかもしれません。

○現代医療と食事療法の両立

現在、がんの治療については、①手術、②抗がん剤による化学療法、③放射線治療が、三本柱となっています。免疫療法やがんのワクチン療法なども研究されていますが、まだ主流とはいえません。がんと診断された場合、可能ならば手術か、それに準じる方法でがんを全て切除（根治手術）し、必要に応じて、放射線療法や抗がん剤を投与するというコースをたどるのが一般的です。

放射線が効くがんであれば、最初から手術ではなく放射線治療を行ったり、放射線と抗がん剤を組み合わせることもあります。がんが進行していて、手術で取りきれないときは、全身に作用が及ぶ抗がん剤が治療の中心になることが多くなります。

こうした治療と並行して、食事療法を行っていいものか、疑問をもつ方も少なくないと思います。食事療法というと、これまで現代医療とは対極にあるもの、現代医学を否定した上で成り立つものといったイメージが少なからずあったと思います。

しかし、私は食事療法と現代医療は相反するものではなく、両者を組み合わせることでより大きな効果を得ることが可能だと考えています。これまでも説明してきた、現代医療でがんの勢いをそぎおとし、食事療法で免疫力を向上させ、自然治癒力を発揮させる、という考え方です。

食事療法に限らず、病気の回復に最も重要なことは、人間本来の免疫力を増強することです。治療を医療側に任せっぱなしにするのではなく、自らの力で、がんを淘汰できる体に作りかえる意志が必要です。食事療法に関心をもたれる患者さんの中には、体に負担を与える手術や放射線療法、とくに骨髄にダメージを与えて免疫を低下させる化学療法に不安を感じる方もおられると思いますが、肝心なのは両者のバランスです。

次に、現代医療の三本柱をどう活用するか、食事療法との関わりから説明したいと思います。

①手術

がん治療の基本は、手術でがんを根こそぎとることです。

私は、手術でとれるがんは、迷うことなく即手術を受けるべきだと考えます。がんが取りきれてしまうほうが、一番後腐れがないからです。早期発見・早期治療の意味は、これに尽きます。たとえば、胃がんの場合、1期で発見できれば五年生存率は九八％という数字も出ています。つまり、ほとんどの人が治るのです。

さらに、「早期がん」であれば、口から入れた内視鏡でがんを切除したり、もう少し病状が進んでいても、腹腔鏡で腹部にあけた小さな穴から手術をすることができるようになっています。こうした「切らずにすむ手術」は、体の負担も少なく回復も早いので、免疫のダメージも少ないのです。

ただし、手術が終われば全て終わり、ではありません。がんが体にできたことは確かです。そうした体質を改善し、新たながんの発生や再発を防ぐために、食事療法が必要になります。

しかし、がんがかなり進行している場合、手術も広範囲に及ぶことが多くなります。たとえば、卵巣がんが進行すると、骨盤内の臓器をほとんど摘出するような手術もあります。手術が大がかりになるほど、体に対する負担も大きくなるので、免疫に与えるダメージも大きくなります。がんによっては、手術でがんの量を減らして食事療法をした方がいい場合もありますが、手術によって免疫が低下して、逆に進行が早くなることもありえます。これらの状況判断が非常に微妙で難しいのです。

患者さんそれぞれの基礎体力にもよりますし、がんの広がり方や手術の方法、がんの種類によっても、判断は変わってきます。もちろん患者さん自身の考え方や希望もあります。したがって、がんがかなり進行している場合には、食事療法を理解している専門医にすぐに相談して、最善と思われる方法を選んでほしいと思います。

②放射線治療

放射線治療は、手術のように全てのがんに効果のある方法ではなく、適応になるがんは限られています。がんによって、放射線に対する感受性が異なるからです。

放射線が効きやすいのは、舌がんや喉頭がん、咽頭がんなどの頭頸部がん、脳腫瘍など首から上のがん、さらに食道がんや子宮頸がんなども、放射線治療が効果的ながんです。

こうした適応があるがんであれば、放射線治療を受けるべきです。

放射線治療は、がんの病巣に向けて放射線が集中するように照射し、がん細胞を攻撃する治療法です。がんの病巣にだけ、細胞が壊死する量の放射線を集めるわけです。そのため、放射線の通り道にある皮膚や他の臓器に全く影響がないわけではありませんが、手術と同じ局所療法です。

私が、放射線治療を勧める理由もここにあります。放射線治療は、がんの局所にだけ作用する治療法なので、免疫に与えるダメージも局所的なものですみます。体全体の免疫に大きなダメージを与えることはないので、食事療法に与える影響も少なく、並行して行うことができます。

脳腫瘍の場合などのガンマナイフや、内臓がんに対するサイバーナイフなど、ピンポイントでがんに放射線を照射する方法が開発されているので、私もよく治療に利用していまス。今はがんにだけ集中して正確に放射線をあてる方法が工夫されています。

放射線による単独治療よりさらに勧められるのは、放射線と抗がん剤による化学療法を組み合わせた治療法です。

たとえば、食道がんも早期ならば、こうした併用療法が手術に匹敵する効果をあげることがわかっています。この場合、放射線の量も抗がん剤の量も少なく、それでいて高い治療効果を示します。それだけ、免疫への影響も減らすことができると考えられます。

これまで日本では、欧米ほどには、積極的に放射線治療は行われてきませんでした。しかし、最近は臓器を切らずに温存できる治療法として、広く行われるようになってきています。適応があれば、食事療法と併用して受けてください。

ここで注意したいポイントは、放射線治療を何度も繰り返して大量の放射線を浴びると、骨髄抑制が起こり、免疫のダメージも大きくなります。骨髄は、白血球や赤血球などを造る造血工場です。ここに大きなダメージを受けると、いくら食事療法で免疫をあげようとしても、製造工場がダメージを受けているため反応が出にくくなります。大量の放射線照射が必要な場合は、検討を要すると思います。

③化学療法（抗がん剤）

●骨髄の造血機能を低下させる抗がん剤

三大治療の中で、食事療法との兼ね合いでもっとも問題になるのが抗がん剤です。

抗がん剤は、細胞に対する毒性を利用してがん細胞を殺す薬です。ですから、正常細胞にとっても毒なのですが、がん細胞のように細胞分裂が活発で増殖スピードの早い細胞ほど、毒性が強く現れます。そこで、正常な細胞が耐えうる範囲でかつ、がん細胞が死ぬギリギリのところを狙って、抗がん剤を投与するのです。したがって、正常な細胞も決して無傷というわけにはいきません。

とくに、ダメージが大きいのが正常な細胞の中で増殖の早い細胞です。具体的には、粘膜や生殖器、骨髄などの細胞です。そのため、抗がん剤で治療を行うと、胃腸の粘膜が損なわれて吐き気や嘔吐、下痢などの消化器症状が現れたり、口内炎や脱毛、若い人の場合は時に不妊症になることもあります。

そして、食事療法にとって、最も障害になるのが「骨髄抑制」です。

免疫を担うリンパ球や顆粒球などの白血球は、赤血球などと一緒に骨髄で造られています。骨髄は、文字どおり骨の中にあり、あらゆる血球を造っているので「血液製造工場」ともいわれます。抗がん剤は、この骨髄の働きに大きなダメージを与えます。

そのため、免疫力が大幅に低下して、抗がん剤治療をしている時は感染に弱くなるのです。あまりに骨髄のダメージが大きくなると、食事療法を行っても白血球が増えず、免疫を増強することができなくなります。

手術や放射線治療が、局所のがんを治療する方法であるのに対し、抗がん剤は血液に入って全身に作用します。がんが進行して離れた臓器やリンパ節に転移するようになると、現代医療では抗がん剤治療が中心になります。抗がん剤しか治療の選択がないのです。

もちろん、抗がん剤治療も各ガイドラインに沿って行われていますが、有効性を求めるあまり、大量投与を設定されがちです。それで一層、副作用も出やすいのです。しかし、そうした使い方をしても、がんの縮小を含め抗がん剤が効く人は、約半分です。がんが縮小することと、治ることとは別です。

抗がん剤が実際に効果があるかどうかは、使ってみなければわかりません。そして、たとえがんに効果がなかったとしても、副作用だけは必ずあるのが抗がん剤です。全身に転移した固形がんを抗がん剤で治すことは、かなり難しいのが実情です。

●骨髄機能を落とさない量を見つける

抗がん剤は、嘔吐や下痢などの副作用によって患者さんのQOL（クオリティ・オブ・ライフ＝生活の質）を著しく落とす危険があること、骨髄抑制を起こして白血球の製造工場に大きなダメージを与えることが問題です。

QOLが落ちて食べられない、さらには食事療法を行っても白血球が増えず、免疫能力が低下したまま上がってこないというのは、食事療法には致命的な打撃となります。

しかし、私は抗がん剤による治療を全く否定するわけではありません。ここで説明したような抗がん剤は、細胞に対する毒性を利用した薬ですが、最近では、「分子標的治療薬」といってがん細胞の特性に的を絞って攻撃する新しいタイプの抗がん剤も現れています。

なかには、慢性骨髄性白血病のように、新しいタイプの抗がん剤（イマチニブ）でほとんど治るようになったがんもあります。血液のがんは、抗がん剤が効くものも少なくないのです。こうした有効性が明らかながんには、通常どおり抗がん剤を使うのもひとつの方法だと思います。

化学療法の効果も高める

しかし、一般的ながん治療について言えば、免疫を犠牲にしない範囲、患者さんの体力がある程度維持できる範囲で抗がん剤を使うべきだと考えています。具体的な数字をあげれば、血液一立方ミリメートルあたり、白血球が三〇〇〇～四〇〇〇個以上、リンパ球が一〇〇〇個以上というのが目安です。がんでない人の白血球は、ふつう四〇〇〇～九〇〇〇

○個ぐらいはあります。白血球が二○○○を切ると、重い感染症を引き起こして命に係わる危険が非常に高くなります。

私は患者さんを定期的に検査をしていて、白血球やリンパ球がこの数値を下回った時には抗がん剤は休止するか、あるいは、免疫を高める薬や食事療法で体力を回復させて、白血球が増えるようにします。そうしなければ、免疫系が壊滅的なダメージを受けて、致命的な状況をまねくことにもなりかねないからです。

つまり、免疫系に致命的なダメージが出ない量を見つけて、抗がん剤を使う。こうすれば、抗がん剤の量はかなり少なくなります。

TS－1という抗がん剤の飲み薬があります。この薬は注射より副作用が少ないとされ、ふつうは八○～一○○ミリグラムぐらいが標準使用量ですが、私はその半量だけ使います。「そんな量じゃ効きませんよ」と言われますが、これは抗がん剤である程度、がんの勢いを落とし、食事療法で免疫を増強してがんを抑え込むための量だと想定しているので、これでいいのです。

私は最近、食事療法は現代医療の効果を高める作用もあるのではないかと考えるようになりました。たとえば、肝臓に多発性の転移がある場合、私はよく二十四時間肝動注ポート療法を行います。本書でも何回か触れましたが、これは、肝臓に直接薄い抗がん剤を入れ続け、がんを攻撃する治療法です。全身的な影響が少ないのと、局所に作用するので抗がん剤の量が少なくてすむのが利点です。

十五年前、この方法での奏功率（がんが消えた人と縮小した人の率）を八十人の患者で調べたのですが、だいたい三割程度でした。ところが、食事療法と併用するようにしてからもう一度、調べてみると、十五人に行ったうち、二人でがんが消え、九人でがんが縮小していました。奏功率は合わせて七三％近かったのです。

食事療法と併用することで、二十四時間肝動注ポート療法の奏功率が二・五倍近く上昇していた。この点についても今後、さらに観察を続けたいと思っています。

このように、食事療法の効果を得るためには、免疫や体力を落とさない程度に抗がん剤を使うのがよいと思います。ただし、ぜひ注意していただきたいのは、とくに飲み薬の抗がん剤の場合、勝手に服用量を減らすことは大変危険です。その上、食事療法も中途半端ならば、自殺行為です。必ず、主治医や専門家の指導を受けて現代医療とのバランスの上で食事療法を実施してください。

●ホルモン療法は積極的に受ける

抗がん剤とは逆に、食事療法のベースとして使って効果があるのが、ホルモン療法です。これもがんを治療する薬ですが、抗がん剤とは全く違うものなので間違えないでください。

ホルモン剤は、乳がんや前立腺がんなど、ホルモン依存性のがんの治療に使われます。こうしたがんは、男性ホルモンや女性ホルモンの影響で増大しますが、ホルモンの働きを打ち消してしまうのが、「ホルモン療法」です。ホルモン療法と言うと、ホルモンを与えるように聞こえますが、実は逆で、「性ホルモン作用阻害剤」を投与します。乳がんの場合は、手術後の再発予防にもこの薬が使われて、効果をあげています。

「がんは慢性の代謝障害」という言い方をしてきましたが、がんは、食物からエネルギーを作ったり、毒物を無毒化する「代謝」の異常から起こる病気です。ホルモンは少量で、代謝に作用します。

たとえば、食事療法で大豆やその加工品をたくさん摂るように指導しているのは、大豆に含まれる「イソフラボン」という成分が、女性ホルモンや男性ホルモンに分子構造が似ていて、それらの作用をブロックしてくれるからです。したがって、ホルモン療法をベースに行っていれば、食事療法も効果があがりやすくなると考えられます。

ホルモン療法には、嘔吐や脱毛など抗がん剤のような強い副作用がなく、免疫系に与える影響も少ないので、ＱＯＬの面からも安心です。

乳がんの場合、「ホルモン療法の適応にならない」と言われる方もあると思いますが、これは、がんに女性ホルモンを受け取る受容体がなければ、ホルモン療法をしても効果がないと判断されるからです。しかし、がんは実際にはモザイクのようなもので、いろいろな種類のがん細胞が入り混じっています。その中にホルモン受容体をもつがん細胞が多いか少ないかで、ホルモン療法が適応かどうか判断されるのです。規定よりホルモン受容体のあるがん細胞が少なくても、全く効果がないとは限りませんので、ホルモン療法を試してみたいと主治医に相談してみるのもよいと思います。

○入院中の食事療法

食事療法は、がんとわかった時からできるだけ早く始めるべきです。とくに、リンパ節に転移がある「進行がん」は、すぐに食事を変えて体質改善を開始してください。「晩期がん」の場合も、専門家の指導のもとに食事療法を始めてください。

といっても、入院中はできることが限られているのがふつうです。私は都立病院で外科部長をしていた頃から、進行がんの患者さんに食事療法を行ってきました。手術でがんを切除しても、再発や転移を抑えるには体質改善が必要だからです。

入院中の患者さんに行った食事療法は、次のようなものです。

・減塩食
・低農薬の野菜を使う
・主食は五分搗《つ》き米（五分搗き米とは玄米のぬか層を五〇%取り除いたもの）
・豆腐などの豆製品を多く
・肉はごくまれにして魚を中心に
・野菜ジュースや果物のジュース、ヨーグルトを頻繁に出す

他に、代謝をよくするために、クエン酸回路のビタミンBの補給としてアリナミンの点滴をしています。大腸がんが、肝臓の広範囲に転移した患者さんの場合も、肝動注ポート療法で微量の抗がん剤を肝臓に入れると同時に、このような食事療法を行っていました。

どの病院でもこうした食事療法が、可能なわけではありませんが、治療食として「減塩食」にしてもらうことはできるはずです。心臓病や腎臓病で減塩が必要な患者さんもいるのですから。減塩食にした上で、毎日、

・リンゴなど果物のすりおろし
・ヨーグルト
・レモン二個（ハチミツと合わせてハチミツレモンにしてもかまいません）
・ハチミツを大さじ二杯

を食べてください。さらに、栄養補助食品として市販されている「プルーンエキス」や「椎茸エキス」を毎日多めに摂ることを勧めています。プルーンは、抗酸化作用が最も強い食品です。果物には農薬が使われていたり、栽培環境によって成分が異なりますので、一定の環境で育てられた無農薬で良質のプルーンエキスを選んで食べてください。一日に一〇〇グラム程度摂ることをお勧めします。

入院中には、まずできることから始めて、退院したら本格的に食事療法を始めましょう。

現代医療によるがん治療が終わったところから、本当の意味でがんを殲滅《せんめつ》する戦いが始まります。

○再発防止は、手術の直後から

進行がんで大きな手術をした後に、医者は「よく頑張りましたね。もう何を食べてもいいですよ。頑張って食べて早く体力を回復してください」などと言うものです。

もう悪いところは取ってしまったのだから、肉でもマグロでも何でも食べて体力を回復してほしいという気持ちに、悪気はありません。

しかし、ちょっと待ってください。

私の場合も、都立病院時代は、手術で全てがんを取りきったと信じていました。自分で言うのもおこがましいですが、外科医としても決して腕は悪くないと自負しています。しかしそれでも四八％という半分近い患者さんは、五年以内にがんを再発して亡くなっていたのです。

これは、手術という医療の限界です。手術でどんなにきれいにがんが取れたと思っても、顕微鏡で切り取った組織の端を見てがんがないことを確認しても、それで絶対安心ということはないのです。

がんの病巣から、ポロリと落ちたがん細胞が、血管やリンパ管に入って住み心地のいい場所を見つけて、そこに根を張ったとします。がん細胞の大きさは一個〇・〇〇一ミリメートルと言われます。肉眼ではもちろん、現在の検査技術ではとても見つけられない大きさです。手術による取り残しではなくても、これが、一センチぐらいに大きくなって、検査で発見できるようになった時には、がん細胞は一〇億個に増えてしまっているのです。

長期生存に向けた自力の闘い

早期がんならば、がんがこのようにこぼれ落ちている可能性は極めて少ないといわれていますが、進行がんになると、その可能性は決して否定できません。こうした「がんの芽」を潰してしまうのが食事療法です。

「がん予防のための食事療法」（一九一ページ）でもお話ししたように、体内では毎日数千の「がんの芽」が生まれています。それでも免疫細胞が働いて潰しているので、たいていは本当のがんにならずにすんでいるのです。しかし、現実にがんになったということは、こうした体の免疫による抑えが利いていないということを意味しています。

だからこそ、手術が終わったらすぐに徹底的な食事療法を行って、免疫を活性化し、こぼれ落ちているかもしれない「がんの芽」を潰す必要があるのです。また、別の部位に新たながんが発生するのを防ぐ必要もあります。

検査、診断、治療が終わると、ご本人もご家族もそれまでの緊張が一気に解けて、ホッとされると思います。でも、その後が本当の勝負なのです。それも「自力」で行う勝負です。ここで、半年から一年、徹底した食事療法をがんばれるかどうかで、長期生存率は変わってくるのです。

こうした手術後の長期生存、再発防止のために、私は食事療法の研究を始めました。現代医療による治療が終わったら、今度は患者さんが自分自身で、がんを再発させない、あるいは増殖させない体をつくる覚悟を固めてください。

そのために、半年から一年は徹底して「済陽式八原則」を守った食事制限をしてくださ い。その後は、様子を見ながら少しずつ食事療法をゆるめて行きますが、油断してはいけません。自覚症状を含め、再発の兆候が少しでもあれば、ただちに食事療法を引き締める必要があります。もし、がんになる前と同じような、肉を好きなだけ食べ、アルコールを多飲するような生活に戻れば、半年、一年たったある日、再びがんが現れても何の不思議もありません。

その意味で、定期検診は必須です。定期検診は、医師をはじめ専門家のサポートを得られるチャンスです。

命は人任せではありません。手術が終わったあと、退院したあと、そこから本当の長期生存に向けた体の改革が始まることを、胸に刻んでおいてください。

コラム3

縄文食にみる食の原点

私は、進行がんや現代医学では手の施しようがない晩期がんの人を何とか救命したい、手術後の再発を防ぎたいという一心で、食事療法に取り組んできました。その結果、たどりついたのがこの本で紹介した八つの原則に基づく「済陽式食事療法」です。しかしふと考えてみると、これは縄文時代、この日本列島に暮らしてきた人々の食生活であったのではないかと思い当たったのです。

私は、海のない埼玉に二十年以上住んでいますが、その埼玉に貝塚（水子貝塚）があるというので見に行きました。縄文時代、海面は今より高く、浦和より奥深く、熊谷付近まで海岸だったといいます。その近くの台地に、海の幸を求めて人々は集まり、数多くの貝塚が残されたのです。

貝塚は、貝殻と一緒に土器の破片や動物の骨などが出土するため、かつては「古代のゴミ捨て場」だったといわれました。しかし、中には中里貝塚（東京・北区）のように貝殻だけが堆積している広大な遺跡もあり、近頃では、貝塚は当時の巨大な貝の加工場だったと見られています。

縄文時代、すでに人々は貝を加工し、干し貝にして海から離れた地域に運んだり、あるいは保存食として活用していたのです。こうした貝塚や住居跡に残された土器の脂肪酸や木材のC14（炭素14）の分析などから、縄文の人々が穀類やキャベツ、人参、大根などの野菜、杏《あんず》、ウメ、リンゴ、かんきつ類などの果実、ドングリや栗、くるみなどの堅果類、また鮭や牡蠣、シジミなどの魚介類を食べていたことが判明しています。イノシシやトリ、シカや熊なども食料にしていたことがわかっています。

北海道では、本州の縄文時代に相当する頃に、川に籐で編んだ梁《やな》をしかけて鮭を捕らえていた痕跡が残っていますが、同じような仕掛けは、北欧やカナダあたりでも見つかっています。

つまり、古来、人類は共通してこうした食材を食べていたのです。このように何千年と食べつづけられてきた食材は、人類が環境に適応し、生きていくために必要な成分を含んだ食材だったと思われます。その中には、病気になりにくかったり、病気を防ぐという意味も含まれていたでしょう。また、人類はこうした食材を消化吸収するための身体機能を進化させてきたのではないでしょうか。

四本足の動物の肉も食べていたとはいっても、とくに日本ではトリやイノシシは別にして、鉄砲を使うようになるまでは、熊やシカ肉などを食べる機会はそう多くなかっただろうと思います。

弥生時代から、日本は農耕社会になっていきます。最近では、農耕の歴史の起源はさらに遡《さかのぼ》るのではないかとも言われています。そうした地域性の中で、それぞれの風土や民族にあった食材が選ばれ、食文化が進化していったのでしょう。

実際、医学が進歩するにつれ、抗がん剤による副作用の現れ方や血液の固まりやすさ、糖尿病のなりやすさなど、人種による体質の違いが、いくつもあることがわかってきました。こうした点からみても、日本人には日本の伝統的食事に学ぶところが大きいのではないかと思います。

ただ単に、昔の食生活にもどれ、というのではありません。これまで人類が蓄積してきた科学と伝統的な智恵、それらのうち、どちらかひとつを選ぶのではなく、両方のよい点を融合していくべきだと思うのです。

日本では、医療において、あまり病気と食事の関係が重視されてきませんでした。病気の性質から食事が制限されることはあっても、病気を積極的に防ぐ、コントロールするという意味で食事が重視され、科学的に研究されることはそうなかったといえます。

そのため、まだ十分な科学的データは集まっていませんが、これからは治療に加え、食事による病気の予防や改善をもっと積極的に行っていかなくてはならない。

その一歩がようやく始まったところではないか、と思います。

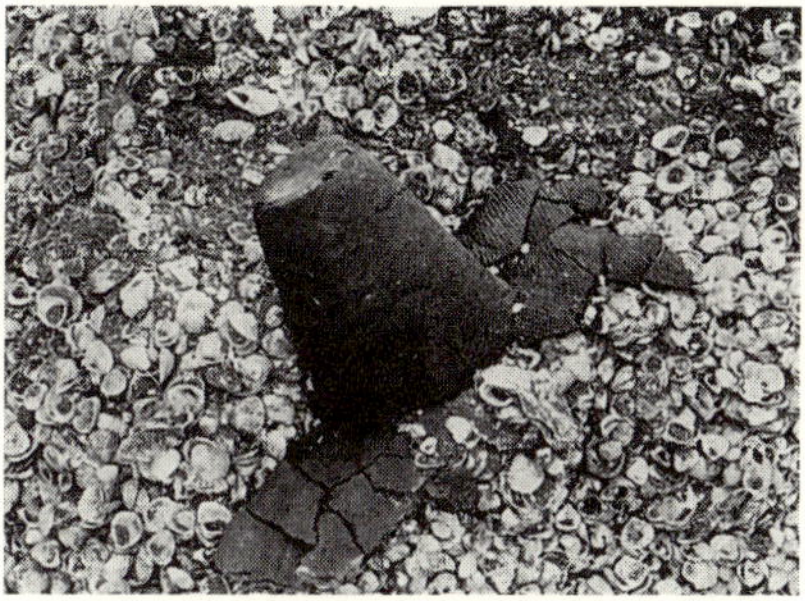

逆さまで発見された土器とシジミの貝殻
水子貝塚資料館提供

第七章

[体験談]

がんを克服した人たちの記録

体験談
1

手遅れの胆管がんを食事療法で抑え込み、腹膜転移も乗り越えました

藤田豊子さん
（仮名・八十七歳）

胆管がんが見つかったのは二〇〇六年、八十四歳の時です。

私は太り気味で、血糖値も高めだったので、たまに血液検査をしていたのですが、三年前のお正月、急に肝機能が低下したのです。その時は「ごちそうの食べすぎね」なんて言っていたのですが、大したものも食べていないのにと、内心不審に思っていました。それでも、次は元に戻るだろうと考えていたのですが、二月に検査するとさらに数値は悪化していて、三月にはさらに低下し、関連病院を紹介されました。

そこで検査を受けたら、胆管に六センチぐらいの腫瘍があるというのです。しかも、動脈に沿ってがんがあるし、年齢から言っても手術はできないという話でした。「他に方法がないので、抗がん剤で抑えましょう」と、お医者さんはおっしゃいました。要するに、手遅れということだったのです。

あんなに気持ちが落ち込んだのは、主人が亡くなって以来のことです。私はもともと体格もよく、登山仲間と三〇〇〇メートル級の山にも登っていましたから、年の割には元気だと思っ

ていたのです。

自分だけだったら、がっかりしたまま、諦めていたと思います。ところが、息子が済陽先生のファンで、当時先生がいらした都立大塚病院に電話をして相談したところ、「すぐに連れていらっしゃい」と言っていただいたのです。

そこで、前の病院で撮ったレントゲン写真など検査資料を持って伺うと、先生は「方法は三つあります」とおっしゃいました。抗がん剤の注射と手術、そして放射線治療です。最初は手術も検討したのですが、体力的に無理ということで、食事療法を始めると同時に「肝動注ポート療法」という抗がん剤治療を受けることになりました。これが二〇〇六年春のことです。

右の大腿部に管を留置して薬剤タンクを下腹部に埋め込み、肝臓に直接薄い抗がん剤を入れるのですが、正直いって「苦しかった」というのが本音です。ふつうの抗がん剤治療に比べれば、はるかに薬の量は少ないということでしたが、あらためて抗がん剤の副作用のすごさを感じました。

でも、済陽先生も驚かれるほどこの治療が効いて、がんの大きさは十分の一ぐらいになりました。

食事療法がどういうものなのかは、入院して初めて知りました。

入院中に先生にご指導をいただき、退院してからは、残ったがんを抑え込むために食事療法を続けました。といっても、私はもともと偏食もなくまんべんなく食べていたので、それほど大変という感じはありませんでした。毎朝、タマネギやキャベツ、セロリ、果物などをお皿に山盛りにいただきます。生野菜はもともと大好きなので、味つけなしでそのままいただいても、レモンの絞り汁をかけても、おいしく食べられます。

お昼もご飯と野菜が中心です。ご飯は玄米を二時間お水に浸してやわらかくしたものを炊き、腹八分目ぐらいの量を食べています。

夕飯もご飯と野菜が中心です。肉はトリ肉を週に一回ぐらい食べますが、魚が主です。塩はとれませんので、コウナゴを野菜にかけて食べてもおいしいのです。果物は低農薬の甘夏などかんきつ類をよく食べます。蜂蜜もよくとりました。野菜をたくさん食べていたら、おやつも食べなくなりましたね。

田舎育ちなので、何でもおいしくいただけるのがありがたいです。ただ、ヨーグルトや牛乳は苦手で、あまり食べられませんでした。本当は野菜や果物もジュースにすると書いてありましたが、私は「たくさん食べるからいいわよ」と息子にも言って、たくさん食べました。本当に馬が食べるほど（笑）。おかげで、この三年間、手術もしなかったのにがんはずっとおとなしくしていてくれました。

ところが、二〇〇八年の九月、突然息苦しくなって眠れなくなりました。カゼかしら、と思って診察を受けたところ、腹膜転移を起こしていたのです。呼吸困難が起きたのは、腹水がたまっていたからだそうです。それで、腹水を三リットルも抜いて、週に一回ずつ抗がん剤の治療をうけました。

それだけで水もたまらなくなり、体調もよく、そのままの状態が続いています。今回も、担当医は抗がん剤が非常によく効くと驚いていました。

たぶん、こんなに抗がん剤が効くのも食事療法のおかげだと思っています。今は、毎日二十分ぐらい川べりを散歩するのが日課です。

もし、済陽先生に会わなければ今の私はないと思います。あと二か月遅かったら、胆のうまでがんが広がって済陽先生でも手に負えなかったと聞いています。

もう十分楽しい人生を過ごしてきましたが、あと二年、息子が定年退職するまでは、恩返しのつもりで家事に励みたいと思っています。食事療法をこのままずっと続けて、がんとうまく付き合っていけたらと思っています。

☆済陽先生のコメント

藤田さんは、胆管がんで「余命半年」という状態で来院されました。年齢からみて、手術は難しいと判断し、肝動注ポート療法を行い、かつ病院で食事療法をただちに開始しました。

　肝動注ポート療法は、留置した管から直接肝臓に抗がん剤を注入する方法なので、全身への影響が少なく、抗がん剤が少なくてすむのが大きな利点です。ただし、ふつうはそれほど効果が高い治療法ではないのです。私が、以前肝動注ポート療法で治療した患者さん八十人の効果をまとめた結果では、奏功率は三〇％ぐらいでした。たとえ、効いても半年後の生存率は一割という厳しい状態でした。

　しかし、食事療法を行っていると、藤田さんのようによく効く人が多いのです。食事療法と並行して肝動注ポート療法を行った場合、奏功率は七割を越えています。食事療法が薬の効果を高めると同時に、生体側の免疫能が高まりリンパ球やナチュラルキラー細胞ががん細胞を抑えるのではないかと思います。

　腹膜への転移も、ふつうは最終段階と言えるほど厳しい状態です。それが、抗がん剤で抑えられ、日常生活ができる状態が続いているというのも奇跡的といえます。これも、食事療法が何らかの形で抗がん剤の作用を底上げするからではないかと思います。

体験談
2

初期の胃がんが食事療法で消えてしまった

河田泰夫さん
(仮名・四十一歳)

私は年に一回会社の健診を受けているのですが、昨年の検査で胃潰瘍と言われました。その前の年も胃で異常を指摘されて、内視鏡の検査を受けましたが、胃壁が荒れているから様子をみましょう、ということでした。昨年三月の検査は、ちょうど一番忙しい仕事が終わった直後だったので、ストレスもあるのかなと思っていました。

胃潰瘍の薬も二か月ほど飲みましたが、よくならないので、内視鏡で胃粘膜の組織をとって生検(組織を標本にして顕微鏡で鑑別する検査)をしました。

その結果、「あまりよろしくないですね」と言われたのです。そこは、済陽先生のご兄弟が経営する病院(三愛病院)だったのですが、病理検査の結果はクラス4(早期がん)。がんという診断でした。大きさは一センチぐらいでごく小さなものでした。非常に小さくて浅い早期のがんで、すぐにどうこうというものではありませんでした。手術で切るかどうか、先生方の間でもずいぶん検討されたようです。

私自身は、切らずにすむならそれに越したことはないと思っていました。それで、結局三か月ぐらい手術を遅らせても問題ない状態だから、まず食事療法で様子をみようということになったのです。かりに効果がなくても、開腹手術をせずに腹腔鏡でもとれるというお話でした。

それで、六月頃から食事療法を始めました。もちろん、これしかないと思って徹底的に食事療法を行いました。まず済陽先生に勧められて杉並の栗山食事研究所に行き、検査結果などのデータをみてもらって、三十分ほど面談をしました。ここは、食事療法の専門施設です。その結果、済陽式の食事療法でよいけれど、胃がんなので玄米は消化にエネルギーがかかるから、白米のおかゆの方がよいと言われました。

あとは、とにかく済陽先生の指導どおり、生野菜を食べて、無塩、コーヒーなどの刺激物や調味料もとらず、好きだったタバコもお酒もやめました。飲み物はお茶とミネラルウォーターをがぶ飲みしました。本当は庭で野菜を作ってジュースにするのが一番いいのでしょうが、そんなに手はかけられないので、市販の減塩野菜ジュースを一日に一リットルは飲みました。

私の場合、牛や豚だけではなく、トリ肉も魚も一切食べず、タンパク源に豆腐や納豆など大豆製品を食べました。とにかく「半年は頑張るように」と済陽先生に言われたのですが、この期間はかなり厳しかったですね。

それまで肉も好きでしたし、夜食もあれば食べていました。それがお弁当には丸のままのキュウリやレタスの四分の一の固まりを、何も付けずに食べるのです。オリーブオイルなど油も

河田さんの胃がんの推移

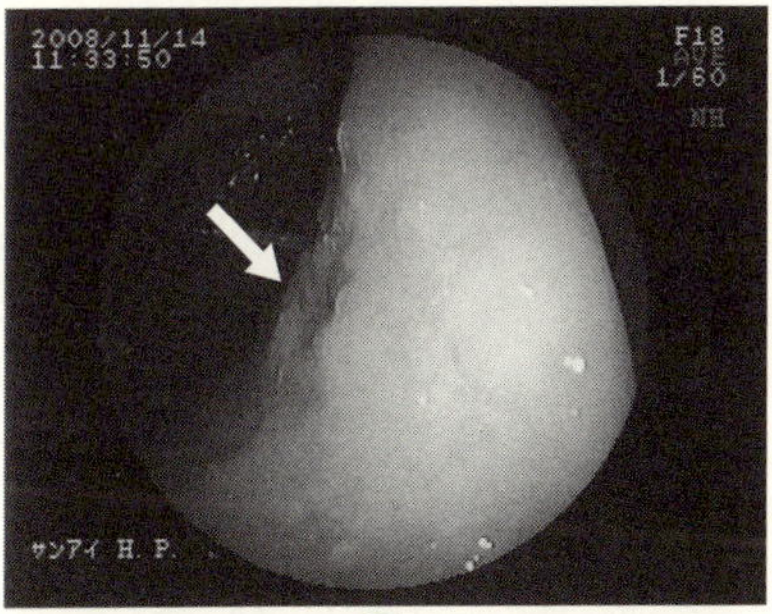

08年11月14日

胃角部の1・5㎝のがん
内視鏡所見

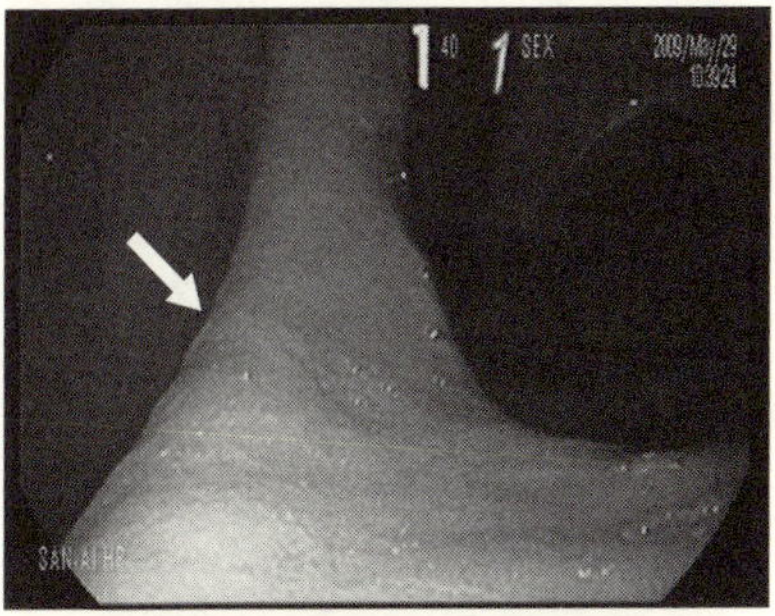

09年5月29日

約半年間で治癒

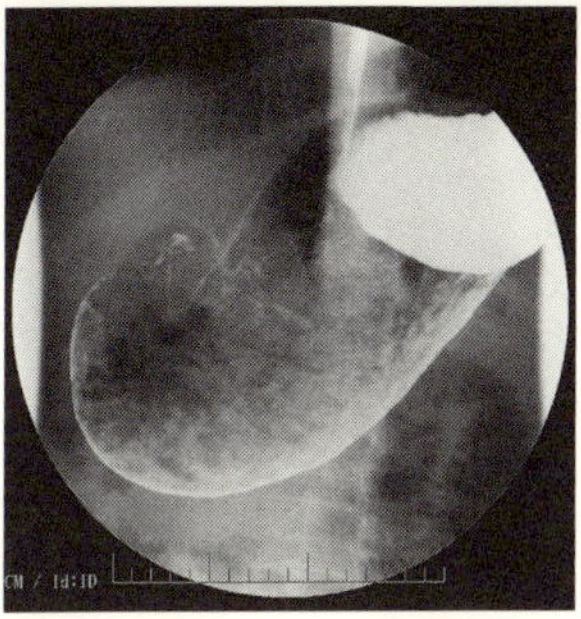

09年7月21日

治療後のX線所見

一切とりませんでした。子供に、「お父さん、バッタになっちゃったねえ」と、言われました。

食事療法のことは会社でも話しました。お昼は無脂肪のプレーンヨーグルトを五〇〇グラムと野菜ジュース。外回りで外食しなければならない時は、コンビニで野菜ジュースとサラダを買って公園で食べました。夜の接待でも、事情を話して皆さんにはお酒を飲んでもらい、私はウーロン茶とサラダ、冷や奴などで頑張りました。

海藻はワカメやモズクをよく食べました。朝とるとヨードがかなり吸収されるというので、薄い味噌汁にキノコと海藻を大量に入れて食べました。プルーンエキスも朝晩、大きな匙で一杯ずつ飲んでいました。がんに対する不安より、「とにかくこれをやらなければ」という気持ちが強かったです。

でも、確かに効果はありました。月に一回、済陽先生のところで内視鏡で組織をとって生検をしていただくのですが、半年たった去年の十二月、本当に何もなくなっていたのです。

今も三か月に一度生検を受けていますが、担当の先生が初めての人だと「ええと、どこにがんがあったんでしたっけ?」と言われます。それがうれしくて、本当に消えたんだな、と実感しています。

それに、メタボ体型も治りました。身長一六八センチで七十七キロあったのが、だんだんやせて半年後には六十五キロになりました。二重顎もスッキリして、足まで小さくなりました。

スーツも靴も買いなおしですが、うれしい出費です。

食事療法を始めて一年以上になり、がんが消えてから九か月以上たちます。済陽先生は四月頃から「もう、徐々に食事療法をゆるめていいよ」とおっしゃるのですが、がんのポテンシャルはあると思うのです。

先生にもそう言われていますし、ふつうの食事に戻すとまた出てくるのではないかと思うので、魚は食べるけれど干物は塩分が濃いので食べない、マグロもつまむ程度。今では妻もなれて肉は牛は買わないし、豚も脂肪の少ないもの、トリもササミぐらいです。

基本は今も野菜です。ベジタリアンになったとまでは言いませんが、そんなに肉は食べたくなくなりました。レタスの味もわかるようになりました。食事は、ごく薄味にしています。

六十歳、七十歳になって、また胃がんが出てくるかもしれませんが、それを抑えるために食事療法はずっと続けていくつもりです。

☆済陽先生のコメント

早期の胃がんで、私も手術しようかと考えましたが、まだ急いで外科治療が必要なほどではないし、ご本人も切らずにすむならそうしたいとおっしゃるので、とにかく食事療法を徹底させて様子をみようと思いました。結局、半年で胃がんがなくなり、正常の状態が

ずっと続いています。ただ、まだ再発の危険が一〜二割はあるので、それはご本人にも伝えています。それを防ぐために、今も一生懸命、食事療法に頑張っておられます。

ご本人は一年前に、メタボリック・シンドローム（血中中性脂肪が五〇〇ミリグラムの高脂血症と肝機能障害）に対して食事療法で治した経緯もあり、その効果を実感されていたと思います。

体験談 3

進行した悪性リンパ腫を、食事療法で克服

河合良雄さん（仮名・八十八歳）

娘がアメリカにいるので、私たち夫婦はちょくちょく渡米していました。それもあって、ステーキやスキヤキなど肉料理が好きで、野菜はあまり食べていなかったと思います。それが今思えば、悪かったのかもしれません。

平成十六年のその時も、ちょうどアメリカ滞在中でした。右の耳たぶの下におたふくカゼのような小さな腫れがあるのに気づいたのです。

アメリカで二、三軒医者を訪ねましたが誰もわからず、「日本で診《み》てもらった方がいい」といわれました。帰国していつもの近所の医院に行きましたが、先生は「ウーン、ウーン」とうなるばかりで、何も言ってくれない。今思えば、言おうか言うまいか、私の気持ちを慮《おもんぱか》って迷っておられたのでしょう。提携していた都立大塚病院に紹介してくれたのです。

この時、済陽先生が都立大塚病院の副院長でした。先生には、十五年ぐらい昔、妻が胃がんの手術をしていただいて、本当にお世話になっていました。手術が上手な先生で、すっかり妻は元気になったのです。

血液内科の先生は、診察してすぐに「がんですよ」とおっしゃいました。悪性リンパ腫という血液のがんでした。どのくらいですかと聞くと、「4分の3・5かな」と言われました。がんは1期から4期までに分けられますが、その3・5だというのです。ああ、これはもう危ないということなんだな、と愕然としました。でも、その先生は「心配しないでいいですよ、いい薬がありますから」と言ってくれました。

それが、リツキサンと四種類の薬の併用療法（CHOP療法、三種類の抗がん剤とホルモン剤）だったのです。私は知らなかったのですが、私の悪性リンパ腫はびまん性（大細胞型リンパ腫）といって、あまりタチのよくないものだったそうです。でも、自分では、耳の下におたふくカゼのようなブヨブヨがあるだけで、体はとくに何ともなかったですね。

それで、入院してまず耳の下の腫れ物を切除しました。この時から、済陽先生のご手配で食事療法が始まったのです。栄養士の方がすぐに病室に挨拶に来てくれました。

この時、妻も二～三日後に同じ病院に入院してきたのです。もともと心臓が悪かったのですが、まるで私の身代わりになるように、「お父さん、治りますよ」といって、ひと月もたたないうちに死んでしまいました。私は、入院中で妻の葬儀にも出られず、本当に辛かったです。この時は、済陽先生も、なぜ救えなかったのかとすごく怒ってくれました。

もうがっかりして、寂しくて、済陽先生が手配してくれた栄養士の人が、「何を食べたいですか、どうですか」といって病室に来てくれるので、今日の食事はどうだった、何がよかったとか、いつもメモを書いておきました。病院の食事は、野菜とフルーツが山盛りでしたね。

平成十六年の十一月から十七年の三月まで治療は続きましたが、家で食事療法をしながら、通院治療を受けていた時期もありました。リツキサンを一本打ったところでよくなって気分もよかったのですが、付き合いなさいと三本やりました。リツキサンも副作用はなくて、毎日おなかが空いて、おもゆの代わりにおかゆでいいからくださいと、お願いしたぐらいです。

薬が効いて、リンパ腫はすっかりきれいになくなりました。ＭＲＩでみてもＣＴで見ても、「所見なし」という診断でした。担当の医師が驚くほどの回復ぶりでした。妻が生きていたら、どんなにか喜んでくれたろうと思います。

退院してからは、リンパ腫が再発しないように済陽先生に教わった食事療法を自分でしっかり守っています。ご飯は、玄米をついて白米と半々にしてよく水に浸してやわらかくしてから炊いています。おかずは、なるべく野菜と果物、それに魚を食べるくらいで、四本足の動物の肉は全く食べません。果物は旬のものを食べるようにしています。生のプルーンや巴旦杏《はたんきよう》もよく食べています。マクワウリなんか、一度に三個ぐらい食べます。野菜は煮ても食べますが、塩は少し使うだけで薄味。野菜そのものの味がわかってきました。枝豆だって塩なしで平気です。

おかげで、リンパ腫の方は今に至るまで再発することもなく順調に経過しています。しかし、一年ほどたって血小板が急に減少して緊急入院になりました。薬の副作用なのか、原因はわかりません。血小板はふつうの人は十五万個ぐらいはあるそうですが、その時は三〇〇〇しかなかったのです。「死んでもおかしくない数値」だと言われて、子供たちも青くなっていました。それが三か月で四万~五万まで増えて、今は七万ぐらいです。血小板の病気で入院していた人が他に三人いましたが、助かったのは私だけでしたから、これもかなり厳しい病気だったのではないかと思います。

今は、再発予防のために抗がん剤と血小板を増やす薬をもらい、定期的な検診を受けています。そのたびに、「よくなりましたね」と、先生に驚かれます。野菜と果物を中心に食事療法をしているせいだと思います。体調もよいし、病気が治ってからは、好きだった絵を描くことが生き甲斐で、お世話になった病院にも寄贈させていただきました。済陽先生と御縁ができて、食事療法で命拾いさせてもらったと、本当に感謝しています。

☆済陽先生のコメント

河合さんは、私が奥様の胃がんの手術をしたことから知り合ったのですが、都立大塚病院に来られた時は悪性リンパ腫がかなり進行し、厳しい状態でした。びまん性大細胞型リンパ腫は、日本人には一番多いタイプのリンパ腫で、月単位で進行していきます。

しかし、入院中から食事療法を始めたおかげで、抗がん剤が非常によく効いて、リンパ腫を克服されました。悪性リンパ腫も、食事療法が奏功しやすいがんのひとつです。高齢になって、これほど大きな病気から二度も回復され、なお絵画に情熱を注いでいらっしゃるその姿に感服しています。すでに、悪性リンパ腫を克服して五年以上が過ぎていますが、食事療法を継続されて再発もなく過ごされています。

体験談
4

膀胱まで広がった前立腺がんが、ホルモン療法と食事療法でおとなしく

多田　久さん
（仮名・八十四歳）

男は、年をとるとみな前立腺肥大になるといいますが、私も七十五歳の時、頻尿が気になって、地元の北海道で検査を受けました。この時は、針生検ではがんは見つからなかったのですが、怪しいところがあったのでしょう。病院では、開腹手術をしないで、会陰の方から怪しいところを掻きだしてくれました。

「一応とれるところはとったから、もう九十五歳までは大丈夫ですよ」と、お医者さんにも太鼓判を押してもらって、安心していたのです。

その後は、とくに体調を崩すこともなく、前立腺のこともあまり気にしなくなっていたのですが、去年の暮れ、尿の出が悪くなったのです。それで血液検査を受けると、PSA（前立腺の腫瘍マーカー）が、四六・二四ナノグラムにまで上がっていました。四以上になると、がんの疑いが非常に強いというので、びっくりしました。即座に入院して検査を受けたところ、間違いなくがんだと言われました。

しかも、「前立腺はがんでビッシリ埋まっています。精のうにまで広がり、膀胱にも三セン

チぐらいがんの固まりが飛び出しています。リンパ節に転移している確率は、三分の一」という診断でした。骨シンチスキャンで骨には転移がないとわかりましたが、本当に文字通り危機一髪のところにいたのです。

以前のことがあるだけに、私も家族も呆然として信じられない思いでした。悪性度も十段階の九で、極めて悪いと言われてただちに入院となり、ホルモン療法を受けました。

手術はできないので、治療の方法はこれしかないということでした。家族が、どのくらいの期間効くのですか、と聞いたところ、「一か月から三か月でしょう」と言われたそうです。絶望的な状態でした。私も一時は覚悟をして、娘にも「早くいい人を見つけて結婚しなさい」と、遺言めいたことを言ったのを覚えています。

しかし、娘たちは諦めませんでした。すぐに、何か方法がないかと探しはじめたのです。そこで、見つけたのが済陽式食事療法だったのです。家族みんなで勉強し、担当の先生にも「済陽式食事療法を始めたい」と相談しました。私たち家族にとっては、最後の頼みの綱でした。担当の先生の賛同は得られませんでしたが、済陽先生に連絡したところ、先生からお電話をいただきました。「大丈夫、よくなりますからいらっしゃい」と言っていただいて、本当に済陽先生が神様のように思えました。

それで入院中から病院食はやめて、アイスボックスに野菜や果物のジュース、全粒粉のパン、

多田さんの前立腺がんの推移

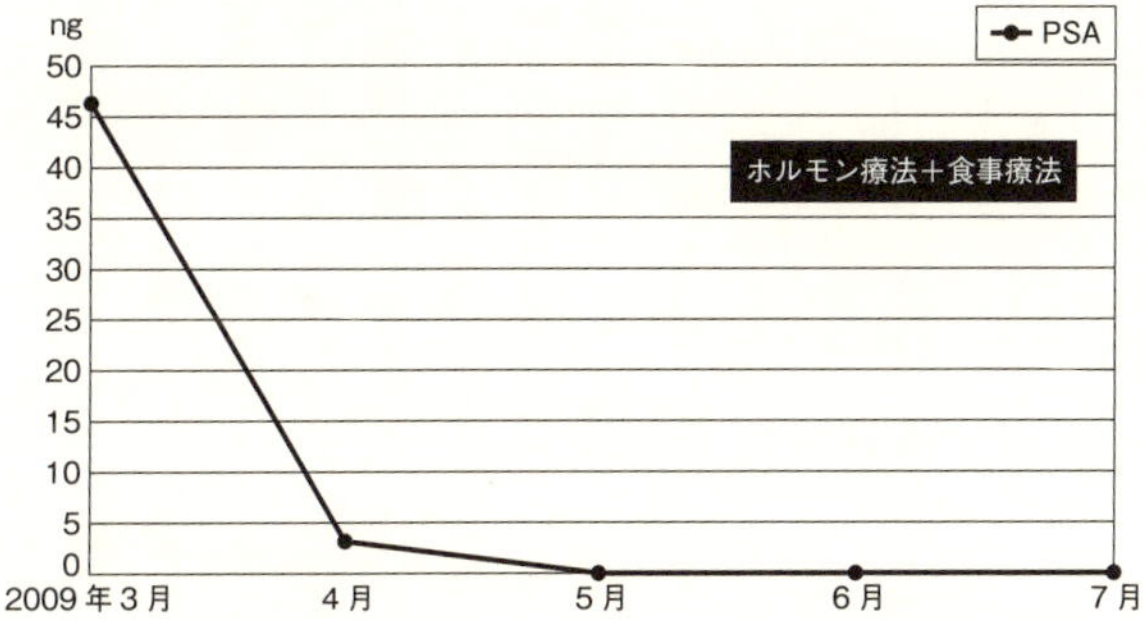

食事療法とホルモン注射（1回）で
1か月後にPSAの値が正常化

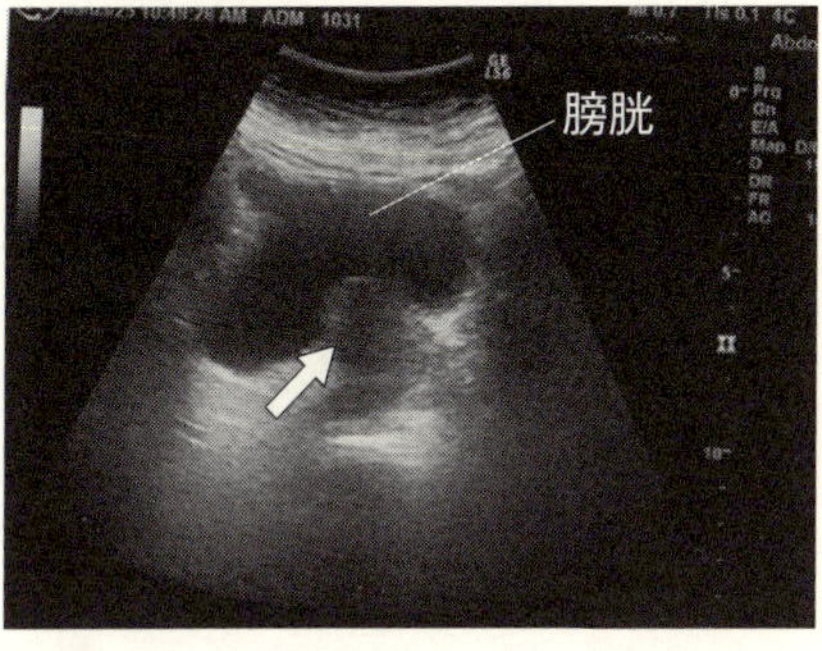

膀胱に突出した前立腺がん

豆腐など運べるものを入れて食事療法を始めました。そして退院を待って、翌日、東京の済陽先生のところに飛んで行き、食事療法のご指導を受けました。

先生からは「ホルモン療法は、絶対にやめてはいけませんよ、食事療法をしていると、ホルモン療法が効きやすい体になりますからね」と言われました。前立腺がんは食事療法がよく効いて八割ぐらいは治ると聞いて、希望がわきました。

ただ、食事療法は慣れるまで大変でした。何より、塩分がとれないのがきつかったです。家内はそれこそ全力で食事療法にがんばってくれましたが、やはり味のないものは不味《まず》いのです。醤油も減塩醤油を酢で薄めたもので、かけすぎだと娘に叱られました。玄米は固いし、煮魚などどうも和食は塩分が薄いと食べにくいのです。

家内は何かあると済陽先生に相談しては、食事療法に取り組んでいました。結局、ご飯は玄米と白米を半々にし、ご飯だけでは重いので全粒粉やライ麦で焼いたパンを食べることにしました。

食事療法の内容については、家内の話を聞いてください。

(奥様の話)

一番、苦労したのは主人が食べてくれるように食事を工夫することでした。ステーキやトンカツなどお肉だけではなく、野菜サラダも好きだったのですが、とにかく塩を使えないので困りました。

お味噌汁も好きだったので、コンブやカツオで強めにダシをとって減塩味噌で薄味にしたて、野菜や海藻、キノコなど具だくさんにしても、中身しか食べないのです。「これは、味噌汁ではない」と言って……。でも、今は味覚が変わったようでやっと食べてくれるようになりました。

ただ、煮魚や焼き魚などお魚はあまり喜ばなくなりました。塩味がないと美味しくないらしいです。むしろ、冷や奴にショウガを乗せたり、ゆがいて塩気を抜いたシラス干しをのせたり、素材を生かしたもののほうが食べやすいようです。

おやつもトウモロコシや枝豆を無塩でゆでたり、ゆでたサツマイモやジャガイモにゴマをつけるなど、工夫しています。

トマト味のイタリアンやカレー風味、ゴマ油を使ったチャーハンなどは好きですね。トマト味にしてニンニクを入れ、ズッキーニや野菜などを煮ると、「洋風の料理が好きになった」とか言いながらよく食べます。玉子は一日一個ならばいいということなので、キノコとギンナンとタケノコを入れてダシをきかせ、ミリンと減塩醬油で薄く調味した茶碗蒸しなどもよく作ります。甘いものも好きなので、小豆をゆでてオリゴ糖で甘くして、玄米もちをいれたお汁粉も時々作ります。

一日のうち、だいたい朝はまずジュースです。

基本はリンゴ二個と人参三本、キャベツ四分の一、ここに小松菜やパセリ、セロリなどを加えてジューサーでしぼり、レモンの絞り汁を入れます。季節によってリンゴはトマト三個になることもあります。これで、だいたい一〇〇〇ccのジュースになるので、朝と昼に分けて飲んでいます。ですから、一回五〇〇ccです。

あとは、朝食には大根おろしやワカメ、玉子、納豆半パックなどを玄米と白米半々のご飯や、全粒とライ麦のパンなどと一緒に食べています。

果物は、メロンを一日半分、スイカが小玉スイカで四分の一、キウイ二個、ブドウ、最近はパイナップルがお気に入りなので、いつもカットパインの大きいパックを買っています。それにアボカドといったところです。バナナも一日一本たべます。

お昼は、前はタレを薄くして無塩のウドンを作ったりしていましたが、最近は全粒パンでピザトースト風にしたりしています。無塩のトマトソースを薄く塗ってタマネギのスライスとピーマンの細切りをのせ、ほんの少しピザソースをおいて、ナチュラルチーズを少しかけて焼きます。これも最近のお気に入りです。

あとは、全粒粉を使ってキャベツ一杯のお好み焼きとか、全粒粉のホットケーキにハチミツをかけたり。ヨーグルトには、ハチミツとプルーンエキス、ブルーベリー、オリゴ糖を入れて食べさせています。最初の頃は、マヌカのハチミツを探して食べさせていたのですが、今は具合がよくなってきたのでアカシアのハチミツにしています。

夕飯には鍋ものや鉄板焼きもよくします。オリーブオイルをひいて、ジャガイモやサツマイモ、タマネギ、最近はホタテなども焼いて生姜醬油でいただきます。もちろん、減塩の酢醬油です。

お風呂あがりには、グレープフルーツを二個絞ったジュースを飲み、毎日ではありませんが、無調整の豆乳も一〇〇〇cc、できるだけ飲むようにしています。前立腺がんですから、なるべく大豆製品を多くと思っています。その他、エビオスを朝晩、タウリンとアリナミンも飲んでいます。

スーパーで売っている焼き芋もよく買ってきますが、二日で一本ぐらい食べますね。殻つきピーナツや有機のくるみ、皮つきのクリなんかも買って、テーブルに置いておきます。そうすると、自分でポリポリ食べています。野菜や果物は全て無農薬というわけにはいかないので、有機野菜とまぜて使っています。

これだけたくさんお野菜をとっていれば、煮物にしなくてもいいかなと思っています。

（ふたたびご主人の話）

わが家の食事は、こんな具合です。家内が工夫して口に合うものを探してくれるので、何とかやってこられました。でも、効果は明らかに出るのです。毎月、ＰＳＡの値がどんどん下がりました。始めは四六・二四もあったのが、四月にはドンと下がって二・六四になり、五月には〇・三八、六月が〇・二一、七月には〇・一、八月には〇・〇七まで下がりました。もう正常の範囲です。

ホルモン療法は続けていますが、担当の先生が最初におっしゃった有効期間、「一か月から三か月」はとうに過ぎています。食事療法をしていると、ホルモン療法が効きやすい体になると、済陽先生がおっしゃっていましたが、それを実証している感じです。

ただ、大量にジュースや豆乳を飲むので、結構下痢をしました。そのせいか最初は、一か月で十キロ以上やせました。

八十二キロあった体重が六十九キロに減って、こっちもフラフラするし、家内は「皮膚はガサガサだし、お相撲をやめてやせた時の貴乃花みたい」だといって、ずいぶん心配していました。それで、済陽先生に相談したら「やせるのはいいことです」と言われて、家内も安心したようです。

ただ、消化のよい食事にしてヨーグルトの量を増やすように言われました。

今も、時々下痢はしますが、確かにやせてから少し高め（一四〇台ぐらい）だった血圧も下がったし、私は加齢黄斑変性という網膜の病気もあるのですが、それがよくなって前よりものが見えるようになった気がします。

今、食事療法を始めて半年になりますが、何となく肌の色ツヤも良くなってきて、体にも力がついてきた気がします。毎朝三十〜四十分は歩きます。何より、尿の出がよくなったのがうれしいですね。北海道の病院では、ホルモン療法がうまく行かなければ、放射線照射をするつもりだったようですが、今のところとても順調です。

最初は、膀胱に前立腺がんの固まりが三センチぐらい出ていたのですが、おそらくそれが消えているのではないかと済陽先生もおっしゃって、近々ＰＥＴ検診を受ける予定です。

思えば、尿の出が悪くなってギリギリのところで前立腺がんが発見されたこと、そして済陽先生との出会いがあって、命がつながれているのだと思います。済陽先生の食事療法と、あの「大丈夫ですよ、すぐいらっしゃい」と言ってくださった言葉が、どれだけ病気で弱った心の支えになったかわかりません。家内は、あの言葉がなければ、今日までやって来れなかったと言います。

今は、よくなったからと気を緩めずに食事療法をしていこうと思っています。家内は、みんな笑顔で食卓を囲めるようになったのが、本当にうれしいと喜んでいます。治ったら、家内と旅行がてら娘の住む福島に行ってみたいと思っています。

☆済陽先生のコメント

私は泌尿器科医ではなく、前立腺がん治療は専門外なので、あくまで主治医の了承を得て、依頼されたケースを食事指導しています。

多田さんは、前立腺がんが膀胱に飛び出すようになり、手術もできない状態で来られました。がんの悪性度も高く、年齢からいっても北海道の病院では、余命数か月、もう根治は無理という判断だったと思います。

しかし、食事療法が奏功して大変いい状態になり、その状態を維持されています。ホルモンは、がん細胞の代謝のコントロールにも働いていると見られ、食事療法のベースとしてホルモン療法を併用すると、多くの症例で奏効します。相乗的に効果が高まるものと考えられます。

体験談
5

乳がんの全身転移で、どこからも見離された私を救ってくれた食事療法

野島照子さん
（仮名・五十三歳）

十四年前、私は右乳房の温存手術を受けました。といっても、実は素人判断で自分の思いを押し通したのです。

その四年前、同じ右乳房にがんがあり、乳房温存療法を受けていました。叔母が乳がんで抗がん剤治療を受け、苦しんだ末に亡くなっていたので、どうしても抗がん剤治療は嫌でした。それで、放射線治療もホルモン療法も一切受けずに、退院してしまったのです。

つまり、十四年前の乳がんは温存した乳房に再発したがんでした。しかし、大きさが一・五センチと小さかったので、「再発だから、今回は乳房全摘手術になります」という医師の言葉を拒否し、無理やりまた温存手術をしてもらいました。温存療法は手術と放射線治療、両方行って成立する治療だといいますが、当時の私には放射線も抗がん剤も受け入れがたかったのです。いま思えば、本当に恐ろしいことをしたと思います。

退院後は何か自分でできることをと調べ、ゲルソン療法と星野式ゲルソン療法を参考に自分なりの食事療法を始めました。

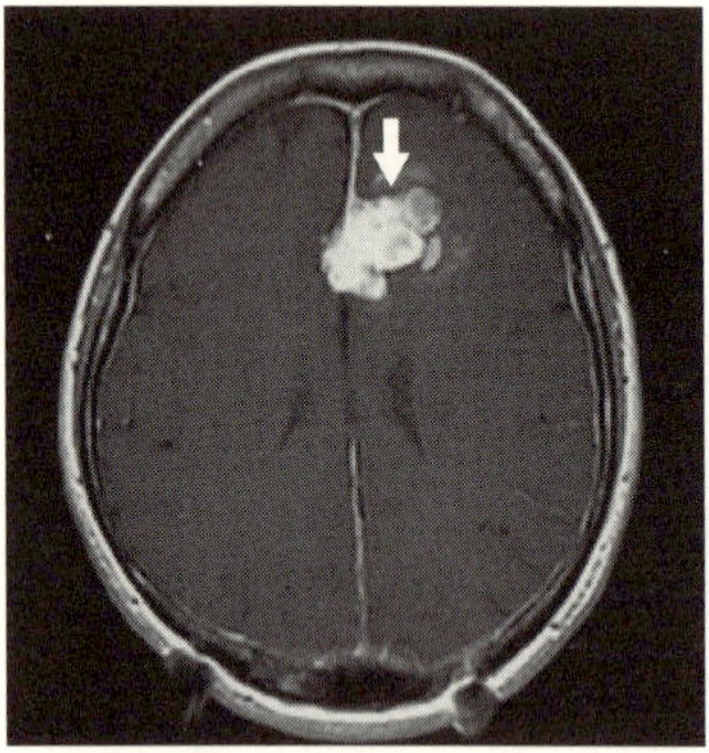

2006年10月4日

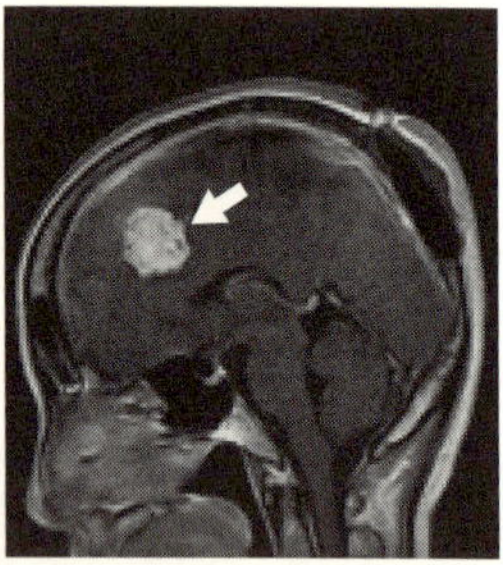

野島さんの乳がん脳転移の推移

定期的に乳房のマンモグラフィ検査だけは受けていましたが、二〇〇六年の春頃からセキが止まらなくなり、マンモグラフィを受けている病院で相談し、胸のレントゲン写真を撮ってもらいました。「ウーン、これは……」。写真をみたとたん、医師の顔色が変わるのがわかりました。

それからＰＥＴ検査を受け、さらに各科を回って検査を受けた結果、なんと頭蓋骨、脳、肺、副腎、骨、リンパと、全身いたるところにがんが転移していることが判明したのです。ショックというより、あまりのひどさにわがこととは思えませんでした。命がどうこうというより、「これからどうしよう」ということしか頭にありませんでした。

担当の医師は、「こうなったら、抗がん剤を次々と試し、効果のあるものを探すしかない」といいます。「もし、抗がん剤治療を受けなければどうなり

2006年10月、前頭葉に転移した直径3.5 cmのがんをガンマナイフ療法で治療（右図）。
1年半の食事療法にて、痕跡化した病巣（左図）。

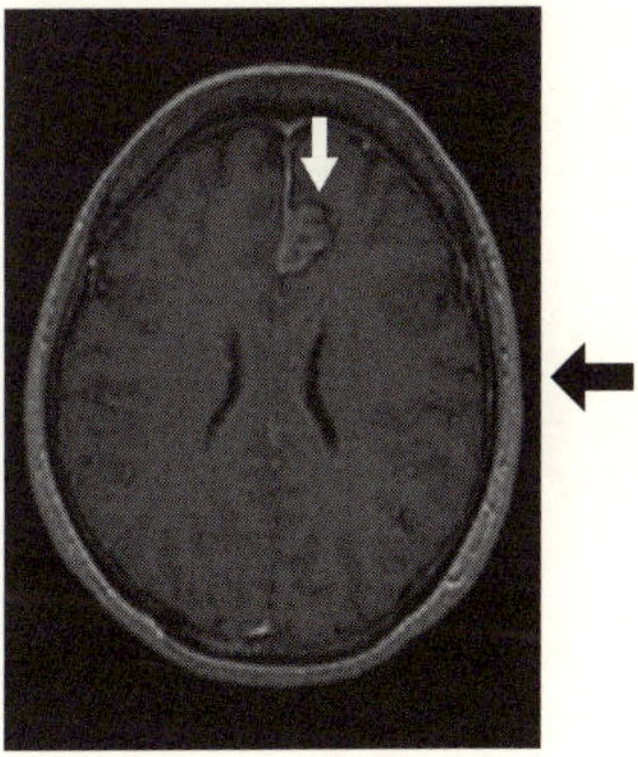

2008年5月8日

ますか」と尋ねると、「ホスピスです」と明瞭な答えが返ってきました。

それでも、私は叔母のことがトラウマになっていて、抗がん剤治療を受ける気持ちになれませんでした。

治療を受ける気がなければ、医師も相手にしてくれません。何とかしなければと、思っていた矢先にがんの食事療法の講演会があることを知りましたが、まだ一か月も先です。そこで、主人と講演される予定のある先生を訪ねたのですが、「もうできることはありません」との返事。これには、大変ショックを受けました。

そこで、最後の望みを託して講演会の会場で済陽先生を捕まえたのです。話を聞くと、済陽先生も「ウ〜ン」という感じでしたが、「とにかく病院にいらっしゃい」とおっしゃってくださいました。当時、済陽先生は都立大塚病院にいらしたのです。

夫婦で飛んで行くと、済陽先生は、まず脳の治療が急務だからと、すぐに埼玉のガンマナイフセンターに予約をいれ、さらに大塚病院内の乳腺外科の専門医と連携をとり、ホルモン療法を開始することになりました。これまで一度もホルモン療法を受けていないし、ホルモン感受性がある乳がんだったので、おそらく効果があるだろうという判断だったようです。

こうして三年前、ようやく私は手術以外の治療を受けることになったのです。

おそらく済陽先生も厳しい状態だと思われたでしょうが、そんな気配はおくびにも出されませんでした。あの時、済陽先生にお会いしていなければ、間違いなく今の私はなかったと思います。

済陽先生の食事療法は、それまで行っていた星野式やゲルソン療法に比べれば制限がゆるやかなので、あまり辛いとは思いませんでした。それまで行っていた食事療法に、ヨーグルトと一日二個のレモンを加えたぐらいです。ジュースは、ニンジンとリンゴのジュースを一日に一五〇〇ccぐらい飲んで、青汁は粉末や市販の質のよいものを利用しました。他に、ほうれん草のお浸しなど青菜はたくさんいただきました。ご飯は玄米、味付けは減塩醤油に有機のミリン、黒砂糖、すだちやユズ、ニンニクなどを使えば、無塩でもそれほど大変ではありません。主人が料理が趣味なので、いつも自分の普通食と私の特別食を作ってくれるので、助かっています。

こうしてホルモン療法と食事療法を続けていたところ、去年十二月のPET検査で骨転移が全て消えていたのです。済陽先生に、「もう週に一度は好きなものを食べていいよ」とお許しをいただいたので、最近は週に一度お寿司やオリーブオイルで作ったスパゲティをいただいています。この七月には、まるで星を散りばめたように多発していた両肺の転移もほぼ消え、肺門部のリンパ節転移も縮小。肋骨と腰骨にあった骨転移も進行なしと診断を受けました。

私がみても、真っ黒だった骨のシンチグラフィがグレーになったようにみえます。一時は、腰椎転移の痛みのために、歩くこともできず、お風呂やトイレもはっていくほどでしたから、本当にウソのような回復ぶりです。

今は、週に三日耳鼻科で受付のお仕事をし、週に二回はおけいこ事、好きなコンサートにも出掛け、普通の主婦の日常を送っています。食事療法というと、「治療より寿命の心配をしなさい」と言われたり、診てくれる医師を見つけるのに本当に苦労しました。しかし、何とか食事療法を認めて診てくれる医師をみつけてここまで回復できたのも、済陽先生はもちろん、家族や友人の支えがあったからこそです。

つい最近、オーガニックのステーキを一切れだけ食べたのですが、本当においしかったです。でも、気を緩めずにこれからも食事療法とホルモン療法を続けていきます。

☆済陽先生のコメント

野島さんの場合は、十年以上たって乳がんの全身転移が発見されたケースで、現代医学からみれば、抗がん剤を使って延命をはかるというのがふつうだと思います。しかし、乳がんはホルモン療法の効きやすいがんです。ホルモン療法はホルモンに感受性があるがん(ホルモン受容体のあるがん細胞)を対象に行われます。がんの病巣にはモザイクのようにいろいろな種類のがん細胞が集まっていて、その中にどれだけホルモン療法が効くがんがあるかで、ホルモン療法の適応があるかどうかが決まるのです。

たとえば、二割あればホルモン療法をするけれど一割五分ならやらないということです。しかし、ホルモンに感受性のあるがん細胞が一割五分しかなくてホルモン療法が効かないといわれても、効くがん細胞も混じっているわけですから、私はホルモン療法を受けるべきだと思います。食事療法と併用すれば、その効果を底上げできるからです。

同じように、乳がんではHER2という受容体がどの程度あるかで、ハーセプチンという「分子標的治療薬」の適応が決められます。ハーセプチンは、これまでの抗がん剤とは全く違うルートで働く抗がん剤で、進行再発がんにも効果が期待できます。たとえHER2が少なくても、食事療法と併用して試してみた方がいいと私は思っています。

また、乳房温存療法は、乳房の温存手術と放射線照射を行って成立する治療で、再発の危険に対してはホルモン剤を五年間ほど使います。繰り返しますが、化学療法と食事療法のどちらかだけをとって、もう一方は拒否するというのではなく、専門医について適切な指導の下で行うことが肝要です。自己流は危険です。こうした化学治療と並行して食事療法を行うのが、一番合理的な治療であることを覚えておいてください。

とくに乳がんは、ホルモン療法や抗がん剤を変えて使うことで、長期の延命効果も期待できるので、きちんと化学療法の効果や治療成績を担当医に聞き、十分検討したうえで、治療をすすめることが重要です。

啐啄同時の医療を――あとがきにかえて

私の病院の自室の壁には、「啐啄同時（そったくどうじ）」の色紙の入った額が掛けてある。千葉大学医学部の先輩、市川平三郎・国立がんセンター名誉院長から贈られたものである。

啐啄同時とは、今まさに生まれいでんとする雛が卵の殻を内側からくちばしでつつく。母鳥も殻を割ろうと外からつつく、それが同時に行われるとき、雛がこの世に誕生することがかなう、という禅語である。

四十年近く臨床の場で働いてきて、がん治療もこれと同じだと思う。

医療を行う側の知見・技術が確かなものでなければならないことは言うまでもないが、同時に、医療を受ける側の個人、つまり患者さんの側も、ふだんの生活において体の状態を整え、免疫機能を高めるよう努力をする。この二つが同時に行われて初めて、がんを治すことができる。食事療法はその手段になりうる。こうして、医療を行う側と受ける側、両者の力を合わせることが、二十一世紀の健康を全うするために不可欠なのではないか。

日本の医療は、長らく医療を行う側の論理に基づいて行われてきた。

「手術は成功しましたよ」「抗がん剤が効いていますよ」と医師は言うが、それは患者さんのがんが治った、という意味ではない。手術や化学治療が終わったら、そこで安心するのではなく、再発を防ぐため、がんになりやすい体を直ちに作り変える必要があるのだ。

このことを医療を行う医師の側が認識すべき時がきていると思う。

私の病院には、「余命数か月」と宣告された人、もう打つ手がないからとホスピスなどを紹介され、納得がいかずに訪ねてこられる人たちも数多い。そういう方たちの話を聞いていると、医師がいかにデータに頼って目の前の患者さんの命を判断していることか、と驚くことがある。

目の前にいる患者さんの未来は、データでは測りきれない。現代医療ではもはや治療できないと言われた人たちの中にも、食事療法が功を奏して、がんが消えた人たちもいることは本書で紹介した通りである。

もう一つ、食事療法を始めて思うのが、日本の伝統的な食文化の重要性である。

日本人が天武・聖武天皇の時代から肉食を禁じてきたことは、本書でも述べた。幸いなことに、肉食を避けてきたことが、日本人の健康を守ることにつながったのだ。縄文時代まで遡れば、五千年というスパンで日本人が祖先から受け継いできた食生活、これは日本人の体の奥深くなじんだものである。それを「美味《おい》しいから」と、にわかに肉食に飛びついたとしても、どこか無理があるのではなかろうか。

健康・長寿は二十一世紀を生きる世界中の人たちの共通の願いである。私たちが心を改め、日本の伝統的な食事を取り戻し、健康をつくる食事として日本の食文化を世界に発信していくことも、がんとの闘いにおいて意味のあるものだと考えている。

済陽高穂

二〇〇九年九月

目次デザイン・図版イラスト　上楽　藍

済陽高穂（わたよう　たかほ）
1945年宮崎県生まれ。千葉大学医学部を卒業後、東京女子医科大消化器病センターに入局。73年米・テキサス大学外科教室へ留学し、消化管ホルモンについて研究。帰国後は、東京女子医大助教授。都立荏原病院外科部長、都立大塚病院副院長を経て、06年千葉大学医学部臨床教授。08年10月より西台クリニック院長。
著書に『今あるガンが消えていく食事』、『日本人だけなぜ、がんで命を落とす人が増え続けるのか』など。
西台クリニック〒175-0082　東京都板橋区高島平1-83-8 http://www.ncdic.jp/

文春新書

721

がん再発《さいはつ》を防《ふせ》ぐ「完全食《かんぜんしよく》」

2009年(平成21年) 10月20日　第1刷発行

著　者　　済陽高穂
発行者　　木俣正剛
発行所　株式会社　文藝春秋

〒102-8008　東京都千代田区紀尾井町3-23
電話（03）3265-1211（代表）

印刷所　　理想社
付物印刷　大日本印刷
製本所　　大口製本

定価はカバーに表示してあります。
万一、落丁・乱丁の場合は小社製作部宛お送り下さい。
送料小社負担でお取替え致します。

ISBN978-4-16-660721-1